国家卫生和计划生育委员会"十三五"规划教材配套教材

全国高等学校配套教材

供医学影像技术专业用

医学影像信息学
学习指导与习题集

主　编　付海鸿　胡军武

副主编　康晓东　杨晓鹏　周志尊　陈江源

编　委（以姓氏笔画为序）

付海鸿（北京协和医学院）	陈金华（第三军医大学）
兰永树（西南医科大学）	周志尊（牡丹江医学院）
刘　帆（北京大学医学部）	周学军（南通大学）
刘泉源（滨州医学院）	胡军武（华中科技大学
汤伟军（复旦大学上海医学院）	同济医学院）
杨晓鹏（郑州大学）	侯庆锋（泰山医学院）
宋忠良（北京协和医学院）	秦瑞平（河北医科大学）
张淑丽（齐齐哈尔医学院）	高之振（蚌埠医学院）
陈江源（江汉大学）	康晓东（天津医科大学）

编写秘书　刘　涛（北京大学医学部）

插图制作　李振涛（北京大学医学部）

人民卫生出版社

图书在版编目（CIP）数据

医学影像信息学学习指导与习题集/付海鸿,胡军武主编.—北京:人民卫生出版社,2017
全国高等学校医学影像技术专业第一轮规划教材配套教材
ISBN 978-7-117-25280-5

Ⅰ.①医… Ⅱ.①付…②胡… Ⅲ.①影像诊断-信息学-医学院校-教材 Ⅳ.①R445

中国版本图书馆 CIP 数据核字（2017）第 245203 号

人卫智网　www.ipmph.com	医学教育、学术、考试、健康，购书智慧智能综合服务平台
人卫官网　www.pmph.com	人卫官方资讯发布平台

医学影像信息学学习指导与习题集

主　　编：付海鸿　胡军武
出版发行：人民卫生出版社（中继线 010-59780011）
地　　址：北京市朝阳区潘家园南里 19 号
邮　　编：100021
E - mail：pmph @ pmph. com
购书热线：010-59787592　010-59787584　010-65264830
印　　刷：保定市中画美凯印刷有限公司
经　　销：新华书店
开　　本：787×1092　1/16　印张：7
字　　数：166 千字
版　　次：2018 年 1 月第 1 版　2020 年 2 月第 1 版第 2 次印刷
标准书号：ISBN 978-7-117-25280-5/R・25281
定　　价：20.00 元

打击盗版举报电话：010-59787491　E-mail：WQ @ pmph.com
（凡属印装质量问题请与本社市场营销中心联系退换）

　　由国家卫生和计划生育委员会、全国高等医药教材建设研究会规划的全国高等学校医学影像技术专业四年制本科"十三五"规划教材是一个完整的体系,医学影像信息学作为这个完整体系中的一门新课程,是当今医学影像技术学科发展的需要,也是医学影像技术学本科教育的基本要求。为配合《医学影像信息学》规划教材的教学工作,我们配套编写出版了学习指导与习题集,期望能够帮助广大师生更好地了解、熟悉、掌握《医学影像信息学》规划教材的学习目标以及重点和难点内容,促进教与学的相长。同时围绕学习的目标、重点和难点,并在突出基础理论、基本知识和基本技能的基础上,编辑了丰富多样的习题,为检验教与学的成果、为考察学生的医学影像信息技术能力与素养提供可量化考核的参考。

　　为达成上述目标,我们邀请北京协和医学院、北京大学医学部、华中科技大学同济医学院、天津医科大学、郑州大学、牡丹江医学院、江汉大学、泰山医学院、南通大学、复旦大学医学院、齐齐哈尔医学院、第三军医大学、河北医科大学、滨州医学院、西南医科大学、蚌埠医学院 16 所院校研究、应用和讲授医学影像信息学的专家学者,在《医学影像信息学》规划教材的基础上,经过反复酝酿和讨论,共同编写了《医学影像信息学学习指导与习题集》。学习指导与习题集的出版是集体努力的结果。在此,感谢各位编委们的无私奉献和卓有成效的工作,是他们的专业实践和教学经验夯实了学习指导与习题集的内容。感谢北京大学人民医院放射科的刘涛主管技师作为编委会秘书参与了参考资料、文稿、插图的整理等文书编辑工作。感谢北京大学人民医院放射科的李振涛工程师绘制了插图。

　　最后,学习指导与习题集中难免有错误和缺点。在此,诚恳地希望各位读者,各位教学、研究和从事相关工作的专家学者提出宝贵意见。

付海鸿

2017 年 5 月

目　录

第一章　医学影像信息学绪论　1

一、学习目标　1

二、重点和难点内容　1

三、习题　3

四、参考答案　8

第二章　医学影像信息系统技术标准和政策法规　14

一、学习目标　14

二、重点和难点内容　14

三、习题　16

四、参考答案　19

第三章　医学影像信息系统　26

一、学习目标　26

二、重点和难点内容　26

三、习题　33

四、参考答案　37

第四章　医学影像信息系统的管理　43

一、学习目标　43

二、重点和难点内容　43

三、习题　51

四、参考答案　60

第五章　企业架构与医学影像工作流　63

一、学习目标　63

二、重点和难点内容　63

三、习题　66

四、参考答案　67

目 录

第六章 　**医学影像信息系统的规划策略** 69

一、学习目标　69

二、重点和难点内容　69

三、习题　72

四、参考答案　76

第七章 　**"医学影像云"技术** 78

一、学习目标　78

二、重点和难点内容　78

三、习题　80

四、参考答案　82

第八章 　**计算机辅助诊断** 84

一、学习目标　84

二、重点和难点内容　84

三、习题　88

四、参考答案　90

第九章 　**医学影像学信息资源应用** 94

一、学习目标　94

二、重点和难点内容　94

三、习题　95

四、参考答案　99

一、学习目标

1. 掌握 医学信息学、生物医学信息、医学信息技术、医学信息系统、医学影像信息学等基本概念；模拟影像转化成数字影像的数字化过程；医学数字影像质量评价的指标及影响医学数字影像质量的因素；医学数字成像的类别以及医学数字影像的特点。

2. 熟悉 医学影像信息系统的研究与应用领域；医学影像信息学相关标准；信息系统的作用；信息资源的意义；医学数字影像的文件结构与数据结构。

3. 了解 医学信息学的发展与研究内容；常见的医学信息系统；医学影像信息学的发展历程；信息学基础以及医学影像信息的功能。

二、重点和难点内容

（一）医学信息学的发展过程、研究内容及其在促进生物医学发展中的作用

基于数据、信息、知识这三个基本概念，可以把医学信息学的发展过程概括为三个阶段。①数据程序阶段：例如信号分析、影像处理以及以信息为中心的操作；②信息程序阶段：例如患者信息管理以及早期的以知识为中心的操作；③知识程序阶段：例如人工智能在辅助医学临床决策中的应用。

医学信息学的研究是伴随着计算机和信息技术的发展而崛起的，医学信息学的传承发展和创新也离不开计算机和信息技术产品的支撑。医学信息学的研究内容主要包括医疗卫生信息系统的开发与研究、计算机辅助决策与诊疗质量的控制和保证、电子病历的开发与集成等。

医学信息学是研究生物医学信息、数据和知识的存储、检索并有效利用，以便在卫生管理、临床控制和知识分析过程中做出决策和解决问题的科学。它是信息技术学与医疗卫生科学的交叉学科，前者是其方法学，后者是其应用领域。随着信息科学与生物医学的快速发展，医学信息学的研究和应用不断深入和扩大，并逐渐成为现代和未来生物医学发展的基石。

（二）医学影像信息学的概念、研究与应用领域、发展历程；制定医学影像信息学相关规范与标准的目的；学习医学影像信息学的重要性

医学影像信息学是研究医学影像数据、信息和知识的产生、处理、传输、归档存储、显示、通信、检索、标准并有效利用、辅助临床决策的科学。医学影像信息学是在信息论、控

制论、信息技术、医学信息学、医学影像学和医学影像技术学、人工智能和系统工程等多学科基础上发展起来的边缘交叉学科。

医学影像信息学的研究与应用领域包括医学影像信息系统、医学影像电子病历、医学影像处理、计算机辅助诊断、医疗卫生信息资源查询检索、远程医学和远程放射学、医学影像信息标准等。

医学影像信息学的发展历程体现在数字化医学影像成像设备、医学影像信息学相关标准以及医学影像信息系统的发展等三个方面。

医学影像信息系统的建设与发展，需要标准先行，制定医学影像信息系统相关规范与标准的目的是为了实现以下目标：①定义质量能满足临床需要的可用于数据交换的数字化医学影像格式；②推动不同制造商的设备间数字化影像信息通信传输标准的建立；③促进医学影像存储与传输系统（PACS）、放射信息系统（RIS）等医学影像信息系统的发展，使它们可以与其他医院信息系统进行信息、数据、流程的交互；④允许广泛分布于不同地理位置、不同类型的医学影像诊断设备创建统一的诊断信息数据库。

医学影像信息学是医学信息学的重要分支之一，同时也是医学影像学和医学影像技术学的重要组成部分。自 2010 年开始，由于医学影像信息技术的飞速发展、创新和临床应用，促进医学影像学和医学影像技术学从数字化、网络化、信息化时代大踏步进入大数据、医学影像云、互联网+时代。作为新兴的边缘交叉学科，医学影像信息学日益成为研究医学影像成像技术、医学影像数据信息的理论基础与方法工具，是医学影像技术工作者、研究者必须掌握的专业知识与内容和必须具备的专业能力与素养。

（三）医学信息系统集成的意义

目前常见的医学信息系统有：医学影像信息系统（MIIS）、实验室信息系统（LIS）、临床信息系统（CIS）、公共卫生信息系统（PHIS）、远程医学、信息检索、决策支持系统（DSS）以及电子病历（EMR）、电子健康档案（EHR）等。上述应用于各个医学专科的信息系统并不是"老死不相往来"的"信息孤岛"，而是根据医学影像信息学相关规范与标准彼此链接交互、互通有无的医院集成信息系统的子系统。医学信息系统集成的意义在于减轻事务处理人员的劳动强度，提高工作效率，从而以少的投入获得更好的社会与经济效益。

（四）模拟影像转化成数字影像的数字化过程

模拟影像转化成数字影像的数字化过程包括：

1. 采样（sampling） 将连续变化的像点进行离散化，即将整幅影像划分为矩形微小区域的像素点，称为采样。连续影像经过采样之后所获得的数字影像的效果与采样密度、采样频率有关。采样频率越高，采样点数越多，所得影像像素数越多，空间分辨率高，影像质量越好，但数据量大。

2. 量化 就是把采样点（即像素点）上表示亮暗程度的灰度信息的连续量值经过离散化处理后，用数值来表示的过程。量化值为整数。量化级数越多，所得影像层次越丰富，灰度分辨率高，影像质量越好，但数据量大。

3. 数字化（digitalization） 采样与量化的过程称为数字化。一幅模拟影像经过采样与量化的数字化处理过程，就可以被转化为数字影像，数字影像存储在医学影像信息系统的数据存储设备里,以便进一步传输、处理和调阅。

(五)医学数字成像的成像方式、类别以及医学数字影像的特点

医学数字影像的成像方式:根据医学影像成像源的能量特征,可将医学影像的成像方式划分为侵入型成像和非侵入型成像两种类型,侵入型成像使用电离辐射成像源;非侵入型成像使用非电离辐射成像源。

医学数字影像成像设备分类根据:①成像信号源的不同分为电离辐射成像(X 线摄影、透视、乳腺 X 线摄影、CT 和核医学)与非电离辐射成像(超声、磁共振和可见光成像);②采集方式的不同分为投照成像(X 线投照摄影)与体层成像(CT、MRI、PET 和超声);③组织成像类型的不同分为解剖结构成像(X 线摄影影像、CT)和分子功能成像(MRI、PET 和超声)。

医学数字影像的特点:①X 线投照摄影:优点有成像快速、简单、容易掌握,辐射量较低,高空间分辨率。缺点是对低对比度物体区分欠佳,以及结构重叠导致对影像的解释和诊断比较困难,电离辐射会造成一定的辐射伤害。②X 线透视:持续采集一系列 X 线影像,从而形成实时 X 线动态影像。③计算机断层摄影(CT):CT 影像具有很好的密度分辨率,可以对具有相似密度的组织进行区分。④磁共振成像(MRI):MRI 是多参数成像,在 MRI 检查中,可分别获取同一解剖部位或层面的 T_1WI、T_2WI、PDWI、DWI 等多种影像;MRI 是多方位成像,可以分别获得人体横断面、冠状面、矢状面及任意倾斜层面影像;MRI 软组织分辨力更高,除能显示形态学的改变外,还可进行生物化学和代谢功能方面的研究。⑤核医学成像:核医学影像反映放射性物质在人体内的生化或生理新陈代谢过程;为发挥 CT 与磁共振成像设备在射线衰减校正以及高分辨率解剖结构成像、功能成像方面的优势,PET 与 CT,或者与磁共振成像设备融合称为 PET-CT,MR-PET。⑥超声:其优点是没有电离辐射,安全性好,任意方位成像,可床旁成像;缺点是操作者依赖性强,对骨组织或含有气体空腔的病变显示不佳,肥胖受检者因为脂肪对声波的散射而成像质量欠佳。

(六)评价医学数字影像质量的指标

评价医学数字影像质量的指标主要有:空间分辨率、密度分辨率、医学数字影像文件的大小、显示分辨率、胶片打印分辨率和医用胶片数字化仪扫描分辨率等。

三、习 题

(一)名词解释

1. 医学信息学
2. 生物医学信息
3. 医学信息技术
4. 医学信息系统
5. 医学影像信息学
6. 医学影像信息系统

7. 信息学

8. 信息技术

9. 信息的数字化

10. 信息化

11. 信息资源

12. 模拟影像

13. 数字影像

14. 采样

15. 量化

16. 窗口显示技术

17. 图像的空间分辨率

18. 密度分辨率

(二) 填空题

1. _____是医学信息学的重要分支之一,同时也是医学影像学和医学影像技术学的重要组成部分,计算机与_____在生物医学领域的应用促进了它的产生和发展。

2. 1979 年,_____从 IFIP 的委员会逐步成为完全独立的组织,并成为国际医疗卫生信息学领域内公认的领导者。1980 年,_____成立,并代表中国参与该组织的活动。

3. _____与物质和能量构成客观世界的三个基本要素,它由是由_____、_____、_____、_____四部分构成。

4. 在信息的增值链上,存在_____、信息、_____和_____四个层次,每一个层次都代表着信息加工的不同阶段。

5. 在计算机的辅助下进行信息的记录过程就是_____,它具有易于_____、易于_____、易于_____、易于_____的特点。

6. 信息化是充分利用_____,开发利用_____,促进信息交流和知识共享,提高经济增长质量,推动经济社会发展转型的历史进程。信息化的内涵是改变人类信息和知识的生产、传播和利用的方式,将其变为_____、_____、_____的生产、传播和利用的方式。

7. 信息系统按照所发挥的功能可划分为_____和_____,按照处理的对象可划分为_____和_____。从信息处理功能和辅助管理内容来看,计算机辅助管理信息系统经历了_____、_____、_____和_____四个发展阶段。

8. 物质、能量和_____是人类社会资源的三大支柱,物质资源提供人们各种材料,能量资源提供各种动力,而_____则提供给人们各种知识。_____是信息资源的本质属性,_____则是信息资源最显著的特征。

9. 一幅静态模拟图像可以用一个二维函数_____来表示,这里 x 和 y 表示二维空间 XY 中一个坐标点的位置,并且它们是数轴上的所有有理数。而_____则代表图像在点(x,y)的某种性质。对于一幅动态模拟图像,可以用一个三维函数_____来表示,这里 x 和 y 表示二维空间 XY 中一个坐标点的位置,_____表示该点随时间的变化量。

10. 一幅静态数字图像可以用一个二维函数_____来表示,这里 m 和 n 表示二维空间 XY 中一个坐标点的位置,而_____则代表模拟图像在点[m,n]的某种性质。对于一幅动态数字图像,可以用一个三维函数_____来表示,这里 m 和 n 表示二维空间 XY 中一个坐标点的位置,且都是整数。_____表示该点随时间的变化量。

11. 连续变化的像点进行离散化,即将整幅图像划分为矩形微小区域的像素点,称为_____。对表示亮暗程度的,呈连续变化的像素点值进行离散化处理,称为_____。一幅模拟图像经过数字化处理,就可以被转化为_____。采样与量化的过程称为_____。

12. 窗显示就是在高精度医学图像的较大灰度范围内_____一个窗口,将这个窗口范围内的灰度值映射为_____范围内的灰度值来显示,并通过不断地调节_____将所有的高精度医学图像信息在_____上显示出来。

13. DICOM 文件数据集除了包括_____外,还包括许多与图像相关的信息,如患者的_____、_____、_____、检查设备、传输语法等。

14. 医学影像的质量由该影像的_____决定的,各种医学成像设备输出的医学影像质量与该设备的_____成正比,同时也与设备的_____,_____紧密相关。

(三) 单项选择题

【A₁ 型题】

1. MIS 不包括
   A. HIS   B. MIIS   C. MIT
   D. LIS   E. PHIS

2. MIIS 不包括
   A. PACS   B. RIS   C. CAD
   D. 影像后处理系统与远程放射学系统   E. PHIS

3. IT 在医学影像技术学中主要侧重于
   A. 原始数据的计算机影像重建,以及重建出来的影像数据的重组重构
   B. 影像数据的获取、传输、归档存储
   C. 影像数据数据库管理、检索查询、统计分析、显示浏览
   D. 影像检查报告书写、电子签名
   E. 计算机辅助诊断、医学影像后处理、影像工作流程管理

4. IT 在医学影像信息学中的侧重点不包括
   A. 影像数据的获取、传输、归档存储
   B. 原始数据的计算机影像重建,以及重建出来的影像数据的重组重构
   C. 影像数据数据库管理、检索查询、统计分析、显示浏览
   D. 影像检查报告书写、电子签名
   E. 计算机辅助诊断、医学影像后处理、影像工作流程管理

5. 属于模拟成像技术的成像方法是
   A. 超声
   B. 磁共振成像
   C. 屏-片系统 X 线摄影
   D. 计算机体层摄影
   E. 计算机 X 线摄影

6. **不属于**数字化成像技术的成像方法是
   A. 超声
   B. MRI
   C. CT
   D. 屏-片系统 X 线摄影
   E. DR

7. 下列人体组织中,对 X 线衰减最大的是
   A. 肌肉
   B. 骨骼
   C. 脂肪
   D. 软骨
   E. 血液

8. 属于非电离辐射的成像方式
   A. 超声
   B. DSA
   C. CT
   D. 放射科性核素成像
   E. DR

9. **不属于**电离辐射的成像方式
   A. MRI
   B. DSA
   C. CT
   D. 放射性核素成像
   E. DR

10. 属于非侵入型的成像方式
    A. 超声、MRI
    B. DSA、CR
    C. CT、MRI
    D. 放射性核素成像、超声
    E. DR、可见光成像

11. **不属于** X 线投照(二维)成像的成像方式
    A. DSA
    B. 透视
    C. CT
    D. CR
    E. DR

12. **不属于**体层(断层)成像的成像方式
    A. MRI
    B. DSA
    C. CT
    D. 超声
    E. PET

13. 模拟图像的优点
    A. 完全逼真地展现客观景物的影像
    B. 可对图像实施有效的存储
    C. 可对图像实施有效的传输
    D. 可对图像实施有效的后处理
    E. 无任何优点

14. 关于数字图像的特点,**不正确**的描述是
    A. 数字图像虽有缺点但优势显著
    B. 数字图像只能是原图像的无限逼真
    C. 经过数模转换,原图像的信息会发生丢失或图像畸变
    D. 数字图像可以节省由于存储胶片需要的很大存储空间
    E. 为图像远程会诊带来不便

15. 医学图像专用的格式
    A. BMP 及 JPG　　　　　　　　B. JPG 及 TIFF
    C. TIFF 及 BMP　　　　　　　　D. GIF 及 IMG
    E. DICOM 及 IMG

16. 关于 DICOM 图像格式,**不正确**的描述是
    A. DICOM 不允许用三个矩阵分别表示三基色分量值
    B. 文件扩展名通常为"＊.dcm"
    C. 阅读该格式图像需要专用读图软件
    D. 采用位图的方式,逐点表示出其位置上的灰度和颜色信息
    E. DICOM 一般采用的是 RGB 三基色表示

17. 医学影像的质量
    A. 与该影像的分辨率无关　　　　B. 由该影像的分辨率决定
    C. 设备的分辨率成反比　　　　　D. 与周围环境无关
    E. 与设备的使用方法无关

18. 关于数字图像的分辨率,**不正确**的描述是
    A. 空间分辨率和密度分辨率
    B. 包括空间分辨率
    C. 包括密度分辨率
    D. 图像的空间分辨率越高,可观察到的图像细节越多
    E. 包括图像颜色分辨率

19. DICOM 图像格式中,彩色图像的颜色表示方法
    A. RCB 和 HIS 模型　　　　　　B. RGB 和 HLS 模型
    C. RGB 和 HIS 模型　　　　　　D. RCB 和 HLS 模型
    E. KGB 和 HIS 模型

20. DICOM 文件数据集除了包括图像外,还包括与图像相关的信息,但**不包括**
    A. 患者姓名　　　　　　　　　　B. 图像质量
    C. 仪器设备信息　　　　　　　　D. 传输语法
    E. 性别

21. 灰度分辨率**不正确**的表述
    A. 单位通常用百分数表示
    B. 又称为密度分辨率
    C. 又称为低对比度分辨率
    D. 又称为高对比度分辨率
    E. 图像的密度分辨率由图像的灰度级别决定

22. 影像设备的环境对成像质量会产生一定的影响,这些外界环境因素**不包括**
    A. 温度　　　　　　B. 时间　　　　　　C. 湿度
    D. 电源的稳定性　　E. 干扰源

【B 型题】

（23～24 题共用备选答案）

    A. 采样间隔越大,图像质量越好

    B. 采样点数越多,空间分辨率越低

    C. 灰度级越大,图像质量就越高,存储空间要求就越小

    D. 灰度级越大,图像质量就越高,存储空间要求就越大

    E. 图像像素数越多,空间分辨率越高

23. 对于采样,正确的描述是

24. 对于量化,正确的描述是

（25～26 题共用备选答案）

    A. DICOM 文件头信息位于文件的起始,用于描述该文件的版本信息

    B. DICOM 文件头信息位于文件的起始,用于描述该文件大小信息

    C. DICOM 文件头信息位于文件的起始,用于描述图像形态信息

    D. 成像设备、检查、序列和图像

    E. 患者、检查、序列和图像

25. 对于 DICOM 文件头,正确的描述是

26. DICOM 的信息模型上主要有四个层次,正确的描述是

（四）简答题

1. 简述医学信息学的概念与研究内容。

2. 简述医学影像信息学的概念、研究与应用领域及体现其发展历程的三个方面。

3. 常见的医学信息系统有哪些? 医学影像信息系统由哪些系统构成?

4. 制定医学影像信息系统规范与标准的目的是什么? 应用于医学影像信息系统的国际规范与标准有哪些? 应用于医学影像信息系统的中国化(具有中国特色并符合国际相关标准)标准有哪些?

5. 信息技术主要分为哪几类? 各自的功能是什么?

6. 简述信息系统四个发展阶段的目标与信息系统的作用。

7. 简述模拟影像转化成数字影像的数字化过程,并试述数字影像的不足和优点。

8. DICOM 的信息模型上主要有哪几个层次?

9. 评价医学数字影像质量的指标主要有哪些?

10. 简述受检者的医学影像信息包含的内容及其功能。

四、参 考 答 案

（一）名词解释

1. 医学信息学:是研究生物医学信息、数据和知识的存储、检索并有效利用,以便在卫生管理、临床控制和知识分析过程中做出决策和解决问题的科学。它是信息技术学与医疗卫生科学的交叉学科,前者是其方法学,后者是其应用领域。随着信息科学与生物医

学的快速发展,医学信息学的研究和应用不断深入和扩大,并逐渐成为现代和未来生物医学发展的基石。

2. 生物医学信息:包括生物医学和卫生健康领域的各类消息、信号、指令、数据、情报、知识等客观信息,其形式可以是文字、声音、影像、数字、符号、手势、姿态、情景、状态、实物等;同时,也包括人类的信息活动。对于个体的人来说,信息活动的基本过程包括信息感测和识别、信息传递、信息处理与再生、信息使用等。

3. 医学信息技术(medical information technology,MIT):是用于管理和处理医学信息所采用的各种技术的总称,是人们用来获取信息、传输信息、存储信息、分析和处理信息、显示信息的相关技术。其研究内容涉及科学、技术、工程以及管理等学科。医学信息技术主要包括感测和识别技术、信息传递技术、信息处理与再生技术以及信息施用技术。

4. 医学信息系统(medical information system,MIS):是结合生物医学和卫生健康的科学理论与方法,应用信息技术解决医疗卫生和健康问题,为临床和管理决策提供支持的系统。医学信息系统注重于研究生物学与信息技术的结合,探讨相关数据的识别、采集、输入、传递和信息的存储、加工、维护、利用过程中的内在规律以及基于信息学手段的形式表达与处理规律。

5. 医学影像信息学(medical imaging informatics):是研究医学影像数据、信息和知识的产生、处理、传输、归档存储、显示、通信、检索、标准并有效利用、辅助临床决策的科学。医学影像信息学是在信息论、控制论、信息技术、医学信息学、医学影像学和医学影像技术学、人工智能和系统工程等多学科基础上发展起来的边缘交叉学科。

6. 医学影像信息系统:现代的医学影像信息系统(MIIS)是由医学影像存储与传输系统(PACS)、放射信息系统(RIS)、影像后处理系统、计算机辅助诊断(CAD)系统以及远程放射学(teleradiology)系统与医院信息系统(HIS)集成构成的。

7. 信息学:信息学是信息科学的一个分支学科,是以社会的信息现象和人类的信息交流过程作为对象,研究信息的产生、表述、组织、处理、传播和利用的原理、方法、技术和规律,研究信息与社会、经济的关系以及信息活动的社会管理。

8. 信息技术:信息技术是指基于计算机和微电子技术,与信息的收集、存储、组织、加工处理、传递、利用和服务过程相关的各种技术的总称。它主要是应用计算机科学和通信技术来设计、开发、安装和实施信息系统及应用软件。

9. 信息的数字化:在计算机的辅助下进行信息的记录过程就是信息的数字化。

10. 信息化:信息化既是一个技术的进程,又是一个社会的进程。它要求在产品或服务的生产过程中实现管理流程、组织机构、生产技能及生产工具的变革。

11. 信息资源:广义的信息资源是指信息和它的生产者及信息技术的集合。狭义的信息资源是指经过人类选择、加工、组织、处理,对人类有用或能满足人类需求的信息的总和。

12. 模拟影像:也称为模拟图像,是通过某种物理量的强弱连续变化来表现影像上各点的影像信息。

13. 数字影像:也称为数字图像,是指把影像分解成若干小离散点,即像素(pixel),并将各像素的灰度值用量化了的离散值,即整数值来表示的影像。

14. 采样：是指将空域上或时域上连续的图像，即模拟图像变换成离散采样点，即像素集合的一种操作。

15. 量化：量化就是把采样点上表示亮暗的灰度信息的连续量离散化后，用数值来表示的过程。

16. 开窗显示技术：开窗显示就是在高精度医学图像的较大灰度范围内开设一个窗口，将这个窗口范围内的灰度值映射为 0~255 范围内的灰度值来显示，并通过不断地调节窗宽和窗位将所有的高精度医学图像信息逐段显示出来。

17. 图像的空间分辨率：用每英寸图像含有多少个点或像素来表征。

18. 密度分辨率：图像的密度分辨率由图像的灰度级别决定，表示能够分辨不同组织的能力是组织内或者组织间的细节分辨力。

（二）填空题

1. 医学影像信息学　信息技术
2. 国际医学信息学协会（IMIA）　中国医药信息学会（CMIA）
3. 信息　主体　客体　载体　内容
4. 数据　知识　智慧
5. 信息的数字化　表示与存储　处理和检索　传播和集成　获取与分享
6. 信息技术　信息资源　一种数字化　智能化　网络化
7. 信息处理系统　信息传输系统　作业信息系统　管理信息系统　事务处理系统综合处理　支持决策　综合服务
8. 信息　信息资源　有用性　有序性
9. $f(x,y)$　f　$f(x,y,t)$　t
10. $f[m,n]$　f　$f[m,n,t]$　t
11. 采样　量化　数字图像　数字化
12. 开设　0~255　窗宽和窗位　电脑显示器
13. 图像　姓名　性别　年龄
14. 分辨率　分辨率　使用方法　周围环境

（三）单项选择题

【A₁型题】

1. C　2. E　3. A　4. B　5. C　6. D　7. B　8. A　9. A　10. A　11. C　12. B　13. A
14. E　15. E　16. A　17. B　18. E　19. C　20. B　21. D　22. B

【B型题】

23. E　24. D　25. A　26. E

（四）简答题

1. 简述医学信息学的概念与研究内容。

医学信息学是研究生物医学信息、数据和知识的存储、检索并有效利用，以便在卫生管理、临床控制和知识分析过程中做出决策和解决问题的科学。它是信息技术学与医疗卫生科学的交叉学科,前者是其方法学,后者是其应用领域。随着信息科学与生物医学的快速发展,医学信息学的研究和应用不断深入和扩大,并逐渐成为现代和未来生物医学发展的基石。

医学信息学的研究内容主要包括:

(1)医疗卫生信息系统的开发与研究:包括计算机和医学信息系统在数据存储、记录与检索、临床诊疗、实验室检测检验、影像科和危重患者处理等的开发、研究与临床应用。

(2)计算机辅助决策与诊疗质量的控制和保证:计算机系统在辅助医师进行临床决策,以及帮助医师进行医疗质量的控制和保证等方面发挥着重要作用。

(3)电子病历的开发与集成:电子病历是指计算机化的病历。电子病历应集成患者的全部信息,既包括 HIS 提供的患者基本信息与诊疗信息,也包括各医学专科的信息系统(例如医学影像信息系统)所提供的数字、文字、图形、影像、声音等多媒体信息、统计分析结果以及计算机辅助诊断等决策支持参考结果。

2. 简述医学影像信息学的概念、研究与应用领域及体现其发展历程的三个方面。

医学影像信息学是研究医学影像数据、信息和知识的产生、处理、传输、归档存储、显示、通信、检索、标准并有效利用、辅助临床决策的科学。医学影像信息学是在信息论、控制论、信息技术、医学信息学、医学影像学和医学影像技术学、人工智能和系统工程等多学科基础上发展起来的边缘交叉学科。

医学影像信息学的研究与应用领域:在医学领域的研究与应用很广泛,包括医学影像信息系统、医学影像电子病历、医学影像处理、计算机辅助诊断、医疗卫生信息资源查询检索、远程医学和远程放射学、医学影像信息标准等。

医学影像信息学的发展历程体现在数字化医学影像成像设备、医学影像信息学相关标准、医学影像信息系统的发展等三个方面。

3. 常见的医学信息系统有哪些？医学影像信息系统由哪些系统构成？

目前常见的医学信息系统有:医院信息系统(hospital information system,HIS)、医学影像信息系统(medical imaging information system,MIIS)、实验室信息系统(laboratory information system,LIS)、临床信息系统(clinical information system,CIS)、公共卫生信息系统(public health information system,PHIS)、远程医学(telemedicine)、信息检索(information retrieval)、决策支持系统(decision support systems,DSS),以及电子病历(electronic medical records,EMR)、电子健康档案(electronic health records,EHR)等。上述应用于各个医学专科的信息系统并不是"老死不相往来"的"信息孤岛",而是彼此链接交互、互通有无的医院集成信息系统的子系统。

医学影像信息系统(MIIS)是由医学影像存储与传输系统(PACS)、放射信息系统(RIS)、影像后处理系统、计算机辅助诊断(CAD)系统以及远程放射学(teleradiology)系统与医院信息系统(HIS)集成构成的。

4. 制定医学影像信息系统规范与标准的目的是什么？应用于医学影像信息系统的国际规范与标准有哪些？应用于医学影像信息系统的中国化(具有中国特色并符合国际相关标准)**标准有哪些？**

(1)制定规范与标准的目的:医学影像信息系统相关规范与标准的制定是为了实现以下目标:

1）定义质量能满足临床需要的可用于数据交换的数字化医学影像格式。

2）推动不同制造商的设备间数字化影像信息通信传输标准的建立。

3）促进医学影像存储与传输系统（picture archiving and communication system，PACS）、放射信息系统（radiology information system，RIS）等医学影像信息系统的发展，使它们可以与其他医院信息系统进行信息、数据、流程的交互。

4）允许广泛分布于不同地理位置、不同类型的医学影像诊断设备创建统一的诊断信息数据库。

（2）应用于医学影像信息系统的国际规范与标准包括：①DICOM；②HL7；③IHE 放射学技术构架。

（3）应用于医学影像信息系统中国化的标准包括：①中国医学影像传输系统标准；②IHE中国。

5. 信息技术主要分为哪几类？各自的功能是什么？

信息技术主要包括传感技术、通信技术、存储技术、计算机技术、人工智能技术、控制技术和信息系统的优化技术等。

传感技术的任务是实现和扩展人的感觉器官获取信息的功能；通信技术的任务是实现和扩展人的神经系统传递信息的功能；存储技术的任务是实现和扩展人的记忆器官存储信息的功能；计算机技术是实现和扩展人的思维器官处理信息的功能；人工智能技术的任务是实现和扩展人的思维器官认知和决策的功能；控制技术的任务是实现和扩展人的行动器官执行策略信息的功能。这些划分是相对的，没有截然的界限。

6. 简述信息系统四个发展阶段的目标与信息系统的作用。

信息系统的发展经历了事务处理、系统综合处理、支持决策和综合服务四个发展阶段，每个阶段的目标分别为：提高文书、统计等事务处理工作的效率；提高管理信息处理的综合性、系统性、及时性、准确性；为决策者在决策过程中的活动提供支持，以改善疾病诊疗和管理决策的有效性；实现信息的集成管理和综合服务，提高人员素质、创造良好的工作环境。

信息系统的作用：医疗机构如果缺少信息系统的支撑将无法管理、无法实现自身的目标。信息系统在医疗机构中的积极作用具体表现在：

1）医疗机构依托于信息技术和信息系统建立行业竞争优势。

2）完善医疗机构内部的组织结构：信息系统加速医疗机构内部信息的传递和分享，提高信息处理的效率，减少中间环节，使得组织结构趋于扁平化、网络化、虚拟化。

3）降低医疗机构的运行成本：网络技术、"互联网+"技术和电子会诊阅片、电子检查报告的发展使得医疗机构之间、医疗机构与患者之间、医疗机构与政府间的信息互联交流成本降低，减少由于信息延迟造成的误诊和漏诊，提高医疗质量和医患满意度。

4）规范医疗和管理流程：信息系统固化规范医疗业务流程、管理流程、信息流程，流程和数据的规范化、标准化，减少随意性和人为失误，提高医疗质量，减少医疗风险。

7. 简述模拟影像转化成数字影像的数字化过程，并试述数字影像的不足和优点。

模拟影像转化成数字影像的数字化过程包括：

（1）采样（sampling） 将连续变化的像点进行离散化，即将整幅影像划分为矩形微小区域的像素点，称为采样。连续影像经过采样之后所获得的数字影像的效果与采样密度、采样频率有关。采样频率越高,采样点数越多,所得影像像素数越多,空间分辨率高,影像质量越好,但数据量大。

(2)量化 就是把采样点(即像素点)上表示亮暗程度的灰度信息的连续量值经过离散化处理后,用数值来表示的过程。量化值为整数。量化级数越多,所得影像层次越丰富,灰度分辨率高,影像质量越好,但数据量大。

(3)数字化(digitalization) 采样与量化的过程称为数字化。一幅模拟影像经过采样与量化的数字化处理过程,就可以被转化为数字影像,数字影像存储在医学影像信息系统的数据存储设备里,以便进一步传输、处理和调阅。

数字图像的不足:数字图像只能是原图像的无限逼真,经过模数转换,原图像的信息会发生丢失或图像畸变。

数字图像的优点:可以节省由于存储胶片需要的很大存储空间,实现无胶片化,能够根据临床或医生的要求,对数字化影像进行各种后处理,提高对影像信息的解读能力。图像数字化后纳入 PACS(picture archiving and communication system)可以解决模拟图像远程会诊的不便。

8. DICOM 的信息模型上主要有哪几个层次?

在 DICOM 的信息模型上主要有四个层次,分别是患者、检查、序列和图像层次。这四个层次分别对应了相关类型信息的生成阶段和不同来源。

9. 评价医学数字影像质量的指标主要有哪些?

评价医学数字影像质量的指标主要有:空间分辨率、密度分辨率、医学数字影像文件的大小、显示分辨率、胶片打印分辨率和医用胶片数字化仪扫描分辨率等。

10. 简述受检者的医学影像信息包含的内容及其功能。

受检者的医学影像信息包括:受检者的个人信息与既往病史、影像检查申请与工作流程信息、知情同意书、影像成像技术参数、医学影像及影像检查报告等信息数据。

医学影像信息作为病案资料以及电子病历的重要内容,其作用体现在具有医疗与病案、研究与循证、教学与培训、医疗付费凭证、法律依据和医疗纠纷处置以及管理等功能。

一、学 习 目 标

1. 掌握 Internet、DICOM 标准、互操作性、协议、HL7、消息、电子签名、卫生档案、互联网医疗以及互联网医疗保健信息服务的概念;Internet 的本质、目的、作用;DICOM 标准的目标、层次结构模型、工作列表;HL7 的使命与目标以及其接口引擎的工作原理;IHE 的目标、集成模式及其在影像科的应用;HIPAA 法案的主要目标与现实意义;电子签名的法律效力与电子签名所需要的技术和法理条件;卫生档案与医疗档案的范围、分类、储存方法以及期限;互联网医疗的相关法规。

2. 熟悉 ANSI、ISO、NEMA、IEEE、HIMSS 标准以及 RSNA 推动标准的应用;Internet 协议;DICOM 标准中涉及的基本概念和定义、DICOM 标准的内容、DICOM 标准在医学影像成像设备与放射治疗设备中的应用、DICOM 影像设备操作过程步骤以及存储服务;HL7 标准中涉及基本概念和定义以及实现 HL7 标准的关键;IHE 技术框架以及 IHE 临床应用带来的改变;HIPAA 法案、中华人民共和国电子签名法、卫生档案管理暂行规定、医疗机构病历管理规定(2013 年版)、互联网信息服务管理办法以及互联网医疗保健信息服务管理办法等政策法规的主要内容。

3. 了解 ANSI、ISO、NEMA、RSNA、IEEE 以及 HIMSS 的历史由来;IETF 的任务;DICOM 标准发展史;HL7 标准简史以及 HL7 的实现方法;IHE 规范产生的背景以及医疗信息系统建设模式;HIPAA 法案、中华人民共和国电子签名法、卫生档案管理暂行规定、医疗机构病历管理规定(2013 年版)、互联网信息服务管理办法以及互联网医疗保健信息服务管理办法等政策法规的产生背景。

二、重点和难点内容

(一) 标准制定机构制定的标准或机构的作用

在医学影像信息系统技术标准方面:①美国国家标准学会(ANSI)制定了 ANSI 编码与 ANSI C 标准,通过了 HL7 协议;②国际标准化组织(ISO)制定了开放系统互连参考模型(OSI/RM)、ISO 质量体系标准、ISO 安全体系结构标准以及信息技术安全性评估准则;③美国电气制造商协会(NEMA)制定了 DICOM 标准;④美国电气和电子工程师协会(IEEE)制定了局域网的国际标准;⑤北美放射学会(RSNA)推动了 DICOM、HL7 的应用;⑥医疗卫生信息和管理系统协会(HIMSS)通过推广信息技术的使用,推动医疗流程的优化、保证医疗服务的安全和质量,提升医疗机构的成效。

（二）Internet 协议及 Internet 本质、目的及作用

Internet 协议包括：①文件传输协议（FTP）；②电子邮件协议；③超文本传输协议（HT-TP）；④TCP/IP 协议；⑤简单网络管理协议（SNMP）。Internet 本质上是一个大型广域计算机网络。Internet 以相互交流信息资源为目的。Internet 对推动世界科学、文化、经济、社会以及医学的发展有着不可估量的作用。

（三）DICOM 标准的目标以及 DICOM 标准在医学影像成像设备与放射治疗设备中的应用

DICOM 标准的主要目标：促进网络环境中医学影像成像与治疗设备的互操作性，并支持不同层面的医学诊断与治疗应用。

DICOM 标准作为一种可用于数据交换的医学影像格式，涵盖了医学数字影像的采集、归档存储、压缩、显示、打印、检索查询等信息交换协议，实现了数字化医学影像成像设备间的互连、互通与互操作；DICOM RT 标准是 DICOM 标准的扩展，实现了放射治疗相关数据在放射治疗设备间的传输。

（四）DICOM 工作列表（worklist）的功能及其信息流程

DICOM 工作列表（worklist）的功能：提供便利的访问影像成像设备所要完成的检查工作任务列表的方法，实现医学影像成像设备与预约登记工作站之间的通信，将受检者和检查的相关信息传递给影像设备。

DICOM 工作列表（worklist）的信息流程：影像技师可以在影像成像设备的操作界面上向 worklist 服务（通常由 PACS-RIS 集成信息系统提供）发出查询请求，常用的查询条件为受检者姓名、受检者 ID、检查序号、检查日期、设备名称等；当 worklist 服务收到影像成像设备发出的查询请求后，找出所有符合该查询条件的工作列表项目形成该影像成像设备的工作列表，然后返回给影像成像设备；在接收到返回的查询结果后，影像成像设备将信息显示在可视化窗口列表里；影像技师从列表中选择与受检者及检查部位、检查方法一致的工作列表项，导入相关信息到受检者注册界面，开始执行影像学检查。

（五）HL7 接口引擎

HL7 接口引擎包括：①发送/接收模块；② HL7 转换模块；③应用接口模块（HL7 API module）；④HL7 资源模块；⑤对照模块（Mapping module）。

（六）IHE 集成模式

IHE 定义了 7 个集成模式，每一集成模式都有若干个执行者和事务处理及一个共同的词表来完成一个特定的、典型的工作流程任务。这些集成模式是：

1. 预定工作流程（Scheduled Work Flow，SWF）；
2. 患者信息的协调（Patient Information Reconciliation，PIR）；
3. 图像一致性表达（Consistent Presentation of Images，CPI）；
4. 成组操作表达（Presentation of Grouped Procedures，PGP）；

5. 读取放射学信息(Access to Radiology Information,ARI);

6. 关键图像的标注(Key Image Note,KIN);

7. 简单图像和数字报告(Simple Image and Numeric Reports,SINR)。

(七) HIPAA 的主要目标以及实施 HIPAA 的意义

HIPAA 主要目标是:保证劳动者在转换工作时,其健康保险可以随之转移;保护患者的病例记录等个人隐私;促进国家在医疗健康信息安全方面电子传输的统一标准。

实施 HIPAA 的意义:真正认识到信息安全在医疗行业的重要性,并用法案和条例的形式予以规范。

(八) 电子签名的法律效力

电子签名和数据电文分别具有与手写签字和书面文书具有同等的法律效力。

(九) 电子病历的法律地位

电子病历与纸质病历具有同等效力。

(十) 医疗机构之间的远程医疗服务应遵循的基本原则

根据《关于推进医疗机构远程医疗服务的意见》的规定,医疗机构之间的远程医疗服务,除了应当按照规定完善各项手续之外,大型三级甲等医院在提供远程医疗服务的同时,应教育和培养基层临床医师、护士、技师,提升其医疗服务的能力,提高基层医疗服务水平,解决基层和边远地区人民群众的看病就医问题。

三、习 题

(一) 名词解释

1. Internet

2. DICOM 标准

3. 互操作性(interoperability)

4. 协议(protocol)

5. HL7(health level 7)

6. 消息(message)

7. 电子签名

8. 卫生档案

9. 互联网医疗

10. 互联网医疗保健信息服务

(二) 填空题

1. 广泛运用于信息交换过程中的 HL7 协议是_____投票一致通过的标准;Windows 操作系统中的记事本是以_____保存文本文档;C 程序语言的现行的现行标准

是_____标准。

2. 1981 年 ISO 和国际电报电话咨询委员会联合制定了_____标准,解决了不同体系结构网络的互联问题。

3. OSI/RM 把网络通信的工作分为 7 层,它们由低到高分别是_____、数据链路层、_____、_____、会话层、_____和_____。卫生信息交换标准将关注点集中在 OSI/RM 的第七层,因而得名_____。

4. 1993 年_____与_____推出 DICOM3.0 标准,该标准逐渐被世界上主要的_____设备制造商所接受,并成为事实上的工业标准。

5. IEEE 计算机专业学会下设的 802 委员会,其任务是制定_____国际标准。

6. 1999 年,RSNA 倡议以_____作为影像和非影像系统数据交换和集成的技术规范,开创了医学信息跨学科、跨信息种类、跨系统_____和流程整合的医疗卫生信息_____新时代。

7. HIMSS7 级代表着先进的_____环境和_____的最高国际水平,其验证过程十分严谨。

8. Internet 协议包括_____协议、_____协议、_____协议、_____协议以及简单网络管理协议(SNMP)等。

9. DICOM 标准的主要目标是促进网络环境中医学影像成像与治疗设备的_____,并支持不同层面的医学诊断与治疗应用。DICOM 标准主要应用于医学影像信息与相关数据的_____、_____与管理。

10. 影像学检查前,使用 DICOM _____功能从 RIS 中获取已登记的受检者信息;影像学检查过程中,通过 DICOM _____功能将检查状态发送给_____集成信息系统;影像学检查完成后通过 DICOM_____功能将医学影像发往 PACS-RIS 集成信息系统进行存储管理。

11. _____接口引擎是当前主流的医疗信息整合技术,用以转译各种医院信息系统数据至符合 HL7 标准的_____信息格式,以实现各种医疗卫生信息系统之间的信息共享与交换。

12. 实现 HL7 标准的关键,第一是生成_____,第二是实现一个_____和一个解析器。

13. IHE 定义 7 个集成模式,分别是预定工作流程(SWF)、_____、_____、_____、_____、_____以及简单影像和数字报告(SINR)。

14. 医疗信息系统的建设模式可分为_____、_____以及混合模式三种。

15. HIPAA 技术安全机制保护信息系统的_____、_____和可用性。

16. 电子签名标准中的_____保证数据从发送者到接收者的过程中不被篡改;_____证明消息确实由发送者发送并且发送者无法否认;用户认证确保发送者的身份。

17. 当事人约定使用电子签名、数据电文的文书,不得仅因为其采用电子签名、数据电文的形式而否定其_____。

18. 电子商务需要第三方对电子签名人的身份进行认证,这个第三方称为

_____服务机构。

19. 医疗档案可分为_____、医疗技术档案、医疗设备档案、_____、卫生防疫档案、卫生监督档案、医疗行政档案等。

20. 卫生档案与医疗档的案储存方法是以_____为序按年度归档装盒,期限为_____、30 年、15 年、10 年等。

21. 《卫生档案管理暂行规定》明确要求:各卫生机构应当加强_____的收集、管理和纸质档案的_____工作,加强档案信息化建设。

22. 按照病历记录形式不同,可区分为_____病历和_____病历。

23. 互联网医疗有利于解决中国_____不平衡和人们日益增加的_____需求之间的矛盾,是国家卫生计生委积极引导和支持的医疗发展新模式。

(三) 单项选择题

【A₁型题】

1. 实现全院无纸化,支持同院外各种医疗相关机构共享信息,支持真正理想化的电子健康档案,属于 HIMSS 标准中的

    A. 1 级   B. 2 级   C. 5 级

    D. 6 级   E. 7 级

2. DICOM 标准层次结构模型中的最低层级(也叫实例层级)是指

    A. 受检者层级   B. 检查层级   C. 序列层级

    D. 影像层级   E. 数据链路层级

3. HL7 通信协议中,数据在系统间交换的基本单元是

    A. 触发事件   B. 消息   C. 段

    D. 字段   E. XML

4. 卫生信息交换标准将关注点集中在 OSI/RM 的

    A. 物理层   B. 网络层   C. 传输层

    D. 表示层   E. 应用层

5. IHE 率先定义的流程是

    A. RIS   B. LIS   C. PHIS

    D. CIS   E. DSS

【B 型题】

(6~10 题共用备选答案)

    A. ANSI   B. ISO   C. NEMA

    D. IEEE   E. RSNA

6. HL7 是下列哪个机构投票通过的标准

7. 与 ACR 合作推出 DICOM 标准的机构是

8. 制定开放系统互连参考模型(OSI/RM)的机构是

9. 制定局域网国际标准的委员会属于下列哪个机构

10. 下列哪个机构倡议以 IHE 作为影像和非影像系统数据交换和集成的技术规范

（11~15 题共用备选答案）

  A. 预定工作流程　　　　　　B. 患者信息的协调（PIR）

  C. 成组操作表达（PGP）　　　D. 关键影像标注（KIN）

  E. 影像一致性表达（CPI）

11. 实现受检者影像关键步骤的信息流（登记、排序、预约、获取、分发和存储）从一个系统传输到另一个系统的集成模式是

12. 确保影像在不同显示器和媒体中显示的一致性的集成模式是

13. 有效处理未确认的受检者信息的集成模式是

14. 在一个检查序列中的关键影像上添加文本注释和标记的集成模式是

15. 完成同一人体相邻各部位的影像学联合扫描检查数据获取的集成模式是

（四）简答题

1. 简述 ANSI 标准的产生方式并举例说明其制定的医学信息系统技术标准（或规范）。

2. 简述 ISO 的宗旨、主要任务并举例说明其制定的医学信息系统技术标准。

3. 简述 NEMA 制定标准的目的、目标并举例说明其制定的医学信息系统技术标准。

4. 举例说明 IEEE 制定的医学信息系统技术标准。

5. 举例说明 RSNA 推动了哪些医学信息系统技术标准的应用。

6. 简述 HIMSS 的宗旨及主要业务范围。

7. 试述 HL7、OSI/RM、DICOM3.0、HIMSS 以及 IHE 标准或协议的制定机构，以及这些标准或协议在促进医学影像信息系统发展中的主要作用。

8. 简述 Internet 的定义、本质、目的及作用。

9. Internet 协议包括哪些协议并简述各协议的作用。

10. 简述制定 DICOM 标准的起因及 DICOM 标准的主要目标。

11. 简述 DICOM 工作列表（worklist）的功能及其信息流程。

12. 简述 DICOM 标准的内容。

13. 简述 HL7 的使命与目标。

14. 简述 HL7 接口引擎的工作原理。

15. 简述 IHE 的目标以及实现目标的方法。

16. 简述 IHE 集成模型。

17. HIPAA 的主要目标是什么？HIPAA 安全条例将安全标准分为哪几类？实施 HIPAA 的意义是什么？

四、参 考 答 案

（一）名词解释

1. Internet：其中文译名为因特网，又称为国际互联网。它是由使用公用语言互相通信的计算机连接而成的全球网络。

2. DICOM 标准：DICOM 标准的全称为医学数字成像和通信（digital imaging and

communication in medicine，DICOM）标准，它定义了质量能满足临床需要的可用于数据交换的医学影像格式的国际标准。目前提到的 DICOM 标准，是在 ACR-NEMA 2.0 基础上制定和发展起来的第 3 个版本，即 DICOM 3.0 标准。

3. 互操作性（interoperability）： DICOM 标准的推出与实现，不同制造商生产的仪器设备之间不仅可以互连和相互通信，而且互连设备还能够互操作。例如：通过 DICOM 标准，成像设备可以使用与影像打印管理相应的 DICOM 服务类来控制这些功能。

4. 协议（protocol）： 计算机网络中为保证能正确地传输数据而必须共同遵守的通信规则和格式。

5. HL7（health level 7）： 中文意译为"卫生信息交换标准"，是一系列在医院各信息系统之间、在不同应用之间传递临床及管理电子数据信息的国际标准。

6. 消息（message）： 在 HL7 通信协议中，消息是系统间传输数据、进行数据交换的最小单元，由一组有规定次序的段组成。

7. 电子签名： 电子签名是指数据电文中以电子形式所含、所附用于识别签名人身份并表明签名人认可其中内容的数据。数据电文，是指以电子、光学、磁或者类似手段生成、发送、接收或者储存的信息。

8. 卫生档案： 是指各级卫生行政管理部门和各医疗、疾病预防控制、卫生监督、科研、血站、妇幼保健和社区卫生服务等机构，在工作中形成的，具有保存价值的各种形式和载体的文件材料。

9. 互联网医疗： 是互联网在医疗行业的新应用，其包括了以互联网为载体和技术手段的健康教育、医疗信息查询、电子健康档案、疾病风险评估、在线疾病咨询、电子处方、远程会诊及远程治疗和康复等多种形式的健康管家服务。

10. 互联网医疗保健信息服务： 互联网医疗保健信息服务是指通过开办医疗卫生机构网站、预防保健知识网站或者在综合网站设立预防保健类频道向上网用户提供医疗保健信息的服务活动。

（二）填空题

1. ANSI　ANSI 编码　ANSI C
2. 开放系统互连参考模型（OSI/RM）
3. 物理层　网络层　传输层　表示层　应用层　HL7
4. 美国电气制造商协会（NEMA）　美国放射学院（ACR）　医学影像成像
5. 局域网
6. 卫生信息交换标准 7（HL7）　数据交换　集成化
7. 电子病历　医疗信息化
8. 文件传输协议（FTP）　电子邮件协议　超文本传输协议（HTTP）　传输控制协议/互联网协议（TCP/IP）
9. 互操作性　传输　交换
10. modality worklist　MPPS　PACS-RIS storage
11. HL7/XML　扩展可标记语言（XML）

12. 数据结构　构造器

13. 患者信息的协调（PIR）　影像一致性表达（CPI）　成组操作表达（PGP）　读取放射学信息（ARI）　关键影像标注（KIN）

14. 单一制造商供应商模式　多制造商供应商模式

15. 保密性　一致性

16. 一致性　不可抵赖性

17. 法律效力

18. 电子认证

19. 医疗保险档案　医院档案

20. 时间　永久

21. 电子文件　数字化

22. 纸质　电子

23. 医疗资源　健康医疗

（三）单项选择题

【A₁型题】

1. E　2. D　3. B　4. E　5. A

【B型题】

6. A　7. C　8. B　9. D　10. E　11. A　12. E　13. B　14. D　15. C

（四）简答题

1. 简述 ANSI 标准的产生方式并举例说明其制定的医学信息系统技术标准（或规范）。

美国国家标准学会的标准,绝大多数来自各专业标准,美国国家标准学会本身很少制定标准。ANSI 标准的编制主要采取以下三种方式:①专家或团体投票调查法:由有关单位负责草拟,邀请专家或专业团体投票,将结果报 ANSI 设立的标准评审会审议批准;②委员会拟定法:由 ANSI 的技术委员会和其他机构组织的委员会的代表拟订标准草案,全体委员投票表决,最后由标准评审会审核批准;③学会协会拟定法:由各专业学会、协会团体制定,对于美国全国普遍具有重要意义、比较成熟的标准,经 ANSI 各技术委员会审核后,提升为国家标准,并冠以 ANSI 标准代号及分类号。

ANSI 制定的医学信息系统技术标准（或规范）:①ANSI 编码;②ANSI C 标准;③HL7协议是 ANSI 投票一致通过的规范。

2. 简述 ISO 的宗旨、主要任务并举例说明其制定的医学信息系统技术标准。

ISO 的宗旨是:在世界范围内促进标准化工作的发展,以利于国际物资交流和互助,并扩大知识、科学、技术和经济方面的合作。

ISO 的主要任务是:制定国际标准,协调世界范围内的标准化工作,与其他国际性组织合作研究有关标准化问题。

ISO 制定的医学信息系统技术标准:①开放系统互连参考模型（OSI/RM）;②ISO 质量体系标准;③ISO 安全体系结构标准;④信息技术安全性评估准则。

3. 简述 NEMA 制定标准的目的、目标并举例说明其制定的医学信息系统技术标准。

保证电气设备的安全、有效和兼容,达到消除电气产品制造商和用户之间误解的目的。

NEMA 的目标是通过向 NEMA 成员提供高质量的服务,对标准、政府法规和市场经济施加积极影响,从而提高 NEMA 成员产品的竞争力。

DICOM3.0 标准逐渐被世界上主要的医学影像设备生产厂商所接受,并成为事实上的工业标准。

4. 举例说明 IEEE 制定的医学信息系统技术标准。

IEEE 制定的医学信息系统技术标准包括:①宽带无限城域网标准(IEEE 802.16);②移动宽带无线接入标准(IEEE 802.20);③IEEE 802.1~IEEE 802.6,这 6 个标准已被 ISO 采纳为国际标准。

5. 举例说明 RSNA 推动了哪些医学信息系统技术标准的应用。

RSNA 推动了:①DICOM 的应用。1992 年 RSNA 与 NEMA 联合颁布 DICOM 标准结束了医学影像的存储和通信系统(PACS)长达 10 余年的非标准状态。②HL7 的应用。1999 年,RSNA 倡议以 HL7 作为影像和非影像系统数据交换和集成的技术规范,开创了医学信息跨学科、跨信息种类、跨系统数据交换和流程整合的医疗卫生信息集成化新时代。③IHE 的测试与应用。通过提高 DICOM 与 HL7 之间的协同应用水平,优化医疗信息系统之间的信息共享能力,为受检者提供最佳服务。

6. 简述 HIMSS 的宗旨及主要业务范围。

HIMSS 的宗旨是希望通过推广信息技术的使用推动医疗流程的优化、保证医疗服务的安全和治疗,并提升医疗机构的成效。

HIMSS 的主要业务范围有三部分:其一是为医疗卫生信息行业搭建交流平台,让所有与信息化相关的医院、企业和政府决策部门,有一个对话的载体;其二是 HIMSS 对医院的信息系统进行评级;其三是对医生需求了解不多的 IT 人员进行培训,在其通过 HIMSS 的专业考试后,为其颁发资格证书。

7. 试述 HL7、OSI/RM、DICOM3.0、HIMSS 以及 IHE 标准或协议的制定机构,以及这些标准或协议在促进医学影像信息系统发展中的主要作用。

HL7 标准是经 ANSI 投票通过的标准,HL7 作为信息交换标准,实现了各种信息系统之间(如银行、保险、临床、检验等电子资料)的信息共享与交换;OSI/RM 是 ISO 制定的标准,OSI/RM 标准解决了不同体系结构的网络的互连问题;DICOM3.0 是 ACR-NEMA 推出的标准,DICOM3.0 标准逐渐被世界上主要的医学影像设备生产厂商所接受,并成为事实上的工业标准,实现了各种影像设备之间的信息交换、互联与通信;HIMSS 标准是 HIMSS 机构制定的标准,通过推广信息技术的使用推动医疗流程的优化、保证医疗服务的安全,提升医疗机构的成效;IHE 是 HIMSS 倡议作为影像和非影像系统数据交换和集成的技术规范,开创了医学信息跨学科、跨信息种类、跨系统数据交换和流程整合的医疗卫生信息集成化新时代。

8. 简述 Internet 的定义、本质、目的及作用。

Internet:其中文译名为因特网,又称为国际互联网。它是由使用公用语言互相通信的计算机连接而成的全球网络。

Internet 本质上是一个大型广域计算机网络。

Internet 以相互交流信息资源为目的。

Internet 对推动世界科学、文化、经济、社会以及医学的发展有着不可估量的作用。

9. Internet 协议包括哪些协议并简述各协议的作用。

（1）文件传输协议（FTP）：用户可以通过客户机向（从）远程主机上传（下载）文件。

（2）电子邮件协议：包括简单邮件传输协议（SMTP）、邮局协议（POP3）和 Internet 邮件访问协议（IMAP）。它们的作用分别是：发送邮件，接收邮件以及从邮件服务器上获取邮件信息,下载邮件等。

（3）超文本传输协议（HTTP）：HTTP 是互联网上应用最广泛的一种网络协议,是一组在 Web 上传输文本、图形、影像、声音、视频和其他多媒体文件文件的规则,网页浏览器和网页服务器通常使用这一协议。

（4）TCP/IP 协议：即传输控制协议/互联网协议,它定义了电子设备如何连入国际互联网络,以及数据如何在它们之间的传输。

（5）简单网络管理协议（SNMP）：该协议支持网络管理系统,用以监测连接到网络上的设备是否有任何引起管理上关注的情况。

10. 简述制定 DICOM 标准的起因及 DICOM 标准的主要目标。

制定 DICOM 标准的起因：DICOM 标准是随着计算机化、数字化的医学影像成像设备的普及和医院信息系统,特别是 PACS 和远程放射学系统等医学影像系统的发展应运而生的。

DICOM 标准的主要目标：促进网络环境中医学影像成像与治疗设备的互操作性,并支持不同层面的医学诊断与治疗应用。

11. 简述 DICOM 工作列表（worklist）的功能及其信息流程。

DICOM 工作列表（worklist）的功能：提供便利的访问影像成像设备所要完成的检查工作任务列表的方法,实现医学影像成像设备与预约登记工作站之间的通信,将受检者和检查的相关信息传递给影像设备。

DICOM 工作列表（worklist）的信息流程：影像技师可以在影像成像设备的操作界面上向 worklist 服务（通常由 PACS-RIS 集成信息系统提供）发出查询请求,常用的查询条件为受检者姓名、受检者 ID、检查序号、检查日期、设备名称等；当 worklist 服务收到影像成像设备发出的查询请求后,找出所有符合该查询条件的工作列表项目形成该影像成像设备的工作列表,然后返回给影像成像设备；在接收到返回的查询结果后,影像成像设备将信息显示在可视化窗口列表里；影像技师从列表中选择与受检者及检查部位、检查方法一致的工作列表项,导入相关信息到受检者注册界面,开始执行影像学检查。

12. 简述 DICOM 标准的内容。

DICOM 标准的内容包括：（1）引言与概况；（2）一致性；（3）信息对象定义；（4）服务类规范；（5）数据结构和语义；（6）数据字典；（7）消息交换；（8）消息交换的网络通信支持；（9）消息交换的点对点通信支持；（10）用于介质交换的介质存储和文件格式；（11）介质存储应用规范；（12）用于介质交换的物理介质和介质格式；（13）点对点通信支持的打印管理；（14）灰阶标准显示函数；（15）安全性和系统管理规范；（16）资源映射目录；（17）解释性信息；（18）DICOM 支持对象的 Web 访问；（19）应用托管；（20）使用 HL7 临床文档架构

的影像报告。

13. 简述 HL7 的使命与目标。

HL7 的使命是为数据交换、集成、存储,以及卫生信息检索提供全面的框架和相关标准,支持临床实践以及卫生服务的普及与评价。

HL7 的目标:在充分参考现有的各种广泛接受的工业标准与通信协议的基础上,发展各型医疗信息系统间电子资料的数据信息交换标准或协议;规范临床医学和管理信息格式;降低医院信息系统互连的成本;提高医院信息系统之间数据信息共享的程度;规范医疗机构之间、医疗机构与受检者之间、医疗管理机构和医疗机构之间,以及不同信息系统之间进行医疗信息数据传递的标准;支持各种技术环境下的数据交换,同时支持各种编码语言和操作系统,支持各种通信环境下的数据交换;具有可扩展性,以支持新的要求,这包括协议本身的扩展及现有系统和新系统的兼容;提供最大限度的兼容性,支持各种编程语言和操作系统,预留不同使用的特殊的表、编码定义和消息等。

14. 简述 HL7 接口引擎的工作原理。

(1)发送/接收模块(Send/Receive module):支持 TCP/IP 通信协议,HIS 系统向数据中心发送电子病历信息,信息格式为符合 HL7 标准的字符串格式。数据中心接收并解析 HL7 信息,将解析后的信息存到数据中心的数据库中,完成后回复发送端一个 ACK 确认信息,确认信息已经发送成功。

(2)HL7 转换模块(Adaptor module):实现字符串格式数据与 XML 格式之间的相互转换,对信息格式进行检查验证,保证发送/接收病历数据的正确完整。

(3)应用接口模块(HL7 API module):提供符合 HL7 标准的应用接口,医疗应用系统可以调用接口函数,按照 HL7 标准格式填写参数,实现向其他医疗应用系统发送数据。该模块也可以调用符合 HL7 标准的 Windows 组件应用程序,将医疗信息数据传递给医疗应用系统,实现接收其他医疗应用系统的数据。

(4)HL7 资源模块(HL7 Resource module):支持各种实际应用的 HL7 医疗信息事件,如检查医嘱、转诊等。

(5)对照模块(Mapping module):提供翻译对照功能,可以按照医疗应用系统进行定制。

15. 简述 IHE 的目标以及实现目标的方法。

IHE(integrating the healthcare enterprise),中文意译为医疗信息系统集成,其目标是促进医疗信息系统的集成,为不同子系统之间的互连提供集成方案。

IHE 通过定义信息系统流程、制定集成技术框架提高已有通信标准(如 DICOM 和 HL7)之间的协同应用水平,以实现不同信息系统之间更加简便、更加高效的系统集成,从而实现其目标。

16. 简述 IHE 集成模型。

IHE 集成模型是将一组角色和事务组织起来,以满足特定的受检者治疗需要。迄今,IHE 已经为影像学领域的如下临床需求定义了集成模型:

(1)预定工作流程:定义了典型受检者影像关键步骤的信息流(登记、排序、预约、获取、分发和存储)。

(2)受检者信息调整处理:当流程中出现了未确认或被错误确认的受检者时,定义了有效的方法来处理调整信息。

（3）影像显示一致性表达：可以确保影像和注释在不同显示器和媒体中显示的一致性。

（4）分组程序的实现：可以同时管理多个病例，在这些病例中单个影像获取过程需要多进程影像（如肺栓塞通气灌注扫描）。

（5）后处理工作流：将预设工作流模式扩展到后续步骤，如计算机辅助诊断（CAD）、影像后处理和影像重建。

（6）报告流程：满足安排、分配和追踪主要报告任务状态的要求，如解释、副本和确认。

（7）相关文档：可以保存、管理非影像信息，如所见、测量、CAD结论和其他过程信息，可用于报告流程中。

（8）关键影像注释：可以在一个检查序列中的关键影像上添加文本注释和标记。

（9）简单影像和数字化报告：实施创建、管理、存储、和查看（包括影像、文字和数值的）报告的标准方式。

（10）付费记录：将检查的详细信息与收费系统相连，实现影像技术与专业业务费用的连贯和及时记账征收。

（11）基本安全：通过管理跨点安全和合并审核记录的方式，建立第一级企业范围安全架构，例如健康保险携带和责任法案（health insurance portability and accountability act，简称 HIPAA 法案），以满足会诊保密的要求。

（12）获取影像医学信息：建立一个可以跨越部门界限，共享影像和信息的机制。

此外，在 IT 构架领域中还定义了以下四个集成模型：①受检者标识交叉引用：允许机构在一个单独的场所维护受检者的所有标识，而这些标识被各个不同的信息系统所使用；②用于显示的信息检索：提供一个简单的方法来获取并显示文件和以受检者为中心的关键信息；③企业用户验证：允许一个用户名在多个系统中登录；④受检者同步应用：允许在多个应用中维护受检者信息的前后一致。

17. HIPAA 的主要目标是什么？HIPAA 安全条例将安全标准分为哪几类？实施 HIPAA 的意义是什么？

HIPAA 主要目标是：保证劳动者在转换工作时，其健康保险可以随之转移；保护患者的病例记录等个人隐私；促进国家在医疗健康信息安全方面电子传输的统一标准。

HIPAA 安全条例将安全标准分为四类：①管理流程（Administrative Procedures）：建立和落实安全策略；②物理防护（Physical Safeguards）：描述如何保护计算机系统实体以及相关的环境和设备，免受自然灾害或人为破坏；③技术安全服务（Technical Security Services）：描述对数据访问的保护和监控；④技术安全机制（Technical Security Mechanisms）：在网络中保护信息和限制数据访问的机制。

HIPAA 安全条例通过建立医疗保健相关行业的一些通用安全概念，明确了公共准则，制定了操作规范。其现实意义在于：真正认识到信息安全在医疗行业的重要性，并用法案和条例的形式予以规范。HIPAA 法案标志着美国在医疗信息系统安全等相关方面发展到了一定的高度。

一、学 习 目 标

1. 掌握 医学影像信息系统的基本概念与主要功能,医学影像信息系统的临床应用,医学影像成像设备,医学影像后处理服务器系统的架构与组成,医学数字影像的发布,医学数字影像诊断报告等。

2. 熟悉 医学影像信息系统的架构,医学影像信息系统硬件的基本组成,数字化影像科,医学影像成像设备与数据采集,医学影像信息系统的支撑技术等。

3. 了解 医学影像信息系统的集成,医学影像信息压缩,医学影像显示技术,医学影像信息系统的辅助子系统等。

二、重点和难点内容

(一) 医学影像信息系统

医学影像信息系统(medical imaging information system,MIIS) 主要由各影像业务科室的放射信息系统(radiology information system,RIS)和医学影像存储与传输系统(picture Archiving and communication system,PACS)组成的医学影像信息子系统,以及影像后处理系统、计算机辅助诊断(computer aided diagnosis,CAD)系统、远程放射学(teleradiology)系统以及辅助医学影像业务运行的系统融合、集成组成医学影像信息系统,并与医院信息系统(HIS)和电子病历(EMR)实现系统集成、信息交换以及流程整合。

(二) 放射信息系统

1. 放射信息系统(radiology information system,RIS) 是医学影像信息系统的重要组成部分,是为包括放射科在内的影像科室医疗流程的任务执行过程管理而设计的计算机信息系统,是医学影像业务中工作流程管理的核心。RIS 主要实现医疗机构中影像科室的医学影像学检查工作流程的计算机化、网络化控制与优化管理,同时对影像学检查受检者的人口统计学基本信息、影像检查信息、影像诊断信息等实施管理和利用的管理信息系统。RIS 是负责处理检查申请单和诊断报告等文字信息的管理信息系统。

2. RIS 特点

(1)RIS 是工作流程管理系统:医学影像信息系统的典型工作流程依靠 RIS 驱动和疏导,其典型的工作流程包括患者的检查流程,即预约登记、机房分配、检查室候诊导医叫号、机房检查;包括影像技师的检查流程,即检查室候诊队列管理、受检者导医呼叫、受检者工作列表调取、检查完成和影像上传完成的确认;包括影像医师的诊断流程,即初写报告、审核签发报告;包括患者的领取结果流程,即胶片和诊断报告的集中/自助打印发放等。

(2)RIS 是信息管理系统:RIS 负责记录受检者进入影像科室开始的文本信息;负责管理影像耗材物资、影像设备、科室信息报表等管理信息;负责检索、查询、统计分析上述信息。

3. RIS 主要功能 RIS 实现影像科室工作流程的计算机化、无纸化管理;实现患者在整个影像业务流程中的质量控制和实时实地追踪;为医患纠纷的举证倒置提供证据;为影像科提供日常医教研工作管理和量化统计的工具;为医教研提供病例资料。

(三)医学影像存储与传输系统

医学影像存储与传输系统(picture archiving and communication system,PACS) 是医学影像信息系统的重要组成部分,是专门为医学影像管理而设计,是医学影像业务中影像浏览、诊断与管理的核心。PACS 是与各种影像成像设备相连接,以数字化方式获取、压缩、存储归档、管理、传输、查询检索、显示浏览、处理、发布医学影像信息和相关病历资料的管理信息系统。

(四)医学影像信息系统的架构

1. 架构 是系统的基本结构,也称为体系结构,它由多个部件以及它们彼此间的关系而组成,并且在一定的应用环境和规划原则下进行设计与演变。

2. 医学影像信息系统架构 由硬件结构、网络结构和软件结构三部分组成。硬件是系统的载体,网络是系统的桥梁,而软件则是它的灵魂。

3. 医学影像信息系统的硬件 主要包括服务器、存储、网络、工作站等。按照其功能、区域和作用可划分为三层硬件结构,即核心层、汇聚层以及接入层;以及五大硬件系统,即核心层设备、汇聚层设备、接入层影像科室和临床科室的影像成像设备和工作站、存储系统、网络系统。

(五)医学影像信息系统硬件的基本组成

医学影像信息系统的硬件由核心层设备、汇聚层设备、接入层影像科室和临床科室的影像成像设备和工作站、存储系统、网络系统等五大硬件系统构成。

(六)数据库管理系统

1. 数据库管理系统(database management system,DBMS) DBMS 是数据库系统的核心,是一种操纵和管理数据库的大型软件,用于建立、使用和维护数据库。

2. DBMS 的组成 根据 DBMS 功能和应用需求,数据库管理系统通常由数据库语言、应用程序以及数据库中的数据等三部分组成。

(七)RIS 和 PACS 应用软件

RIS 和 PACS 的应用软件主要包括:

1. 预约/登记/信息调阅浏览软件。

2. 导医排队叫号软件 登记患者信息后,将患者信息按检查室分配情况,传送到导医排队叫号队列中候诊检查。

3. 影像处理/影像浏览软件 调取影像原始数据可以完成多平面重建重组(MPR)、三维重建重组等后处理;也可以执行胶片的直接打印(至打印设备)或者虚拟打印(至胶片打印服务器)。

4. 影像医师诊断工作站软件 供影像医师查询、检索、调阅患者的影像,书写诊断报告;通过 PACS/HIS 接口,影像医师可获得患者病历、医嘱、检验、病理以及其他影像学检查和临床检查的信息,供书写影像检查报告参考;审核报告后,诊断报告结果自动回传 HIS。

5. 报告及胶片打印工作站软件 可将检查报告和胶片排版后直接打印,或者传送到虚拟打印服务器提供诊断报告、胶片的集中/自助打印服务。

6. 质控工作站软件 调取影像信息,进行质量评价,汇总评价成绩,评估影像技师的所拍摄和扫描影像的质量。

7. 系统维护管理软件 完成系统权限配置,各种数据词典维护,以及纠错处理等。

8. 统计查询软件。

(八)医学影像信息系统的临床应用

1. 医学影像科室的临床应用

(1)优化影像工作流程:医学影像信息系统已经深入地改变了医学影像科室的临床工作模式,它可以提高影像科室的工作效率,同时减少工作失误;使影像技师和影像医师减少、甚至摆脱录入、签字和整理等手工操作,将更多时间和精力用于关注摆位、投照、诊断等专业工作。

(2)改进影像诊断流程:医学影像信息系统的引入,以全新的方式管理医学影像信息,影像医师可以对比浏览患者多年前的历史影像和报告资料,查看患者病情的发生、发展与转归的过程,对疾病进行深入地分析研究和归纳整理;并且可以提取医学影像信息系统中的医学影像对其进行二维或者三维的影像后处理、重建重组,以及进行计算机辅助诊断。

(3)推动数字化胶片库管理和应用

2. 医技/临床等非医学影像科室的应用

(九)数字化影像专业角色

伴随着医学影像信息系统和新技术广泛、深入的临床应用,影像科室内部基于传统纸-笔、胶片-观片灯模式的工作岗位和专业角色发生了变化。有的岗位(例如病房送片勤务员)逐渐被淘汰消失;有的岗位(例如影像科服务窗口登记员、放射技师)工作负荷和劳动强度降低,但是变得更加重要;同时,还萌生了新岗位、新角色(例如集中/自助胶片与报告打印系统审核员、自助机引导员、质控管理员、系统管理员),数字化影像科的工作岗位和专业角色得到了重塑。

（十）电子病历系统的集成

1. 背景　目前我国医院信息系统正在经历以电子病历为中心的信息集成时期。医疗影像数据和电子病历信息毋庸置疑地成为了医疗信息平台的重要信息载体。由于电子病历集成平台整体构架略显复杂，结合电子病历的 PACS-RIS 及归档技术，可以有效地将以上信息数据高效整合，构成医学影像电子病历，成为电子病历的重要组成部分。以医疗数据为中心，医疗数据的交换、存储、管理和使用为主线，可以清晰了解各功能模块的脉络，实现信息流程共享。

2. 集成目标　将 PACS-RIS 与电子病历系统进行集成，其首要的集成目标就是要提供管理电子病历和医学影像的科学模型和交互管理的方法，抓住不同结构医疗数据统一规划管理的核心问题，对医疗数据的归档和管理的相关技术进行研究，建立一个集成医学影像及其相关受检者病历信息（电子病历）的医学影像信息系统（医学影像电子病历）。

（十一）区域医疗信息系统的集成

1. 背景　PACS-RIS 从最初的单机版系统，到科室级 PACS-RIS（mini PACS-RIS），再到全院级 PACS-RIS（enterprise PACS-RIS），目前正朝着区域级（regional PACS-RIS）、甚至国家级 PACS-RIS（national PACS-RIS）的方向发展，这一发展趋势一方面是由医学影像和信息技术的飞速发展所推动，另一方面也符合各个国家和地区建设区域医疗卫生健康服务中心、加强跨医疗机构协同合作、影像等各类医学检查结果互通互认的要求。

2. 集成目标　PACS-RIS 不是孤立的系统，在医疗机构 PACS-RIS 的建设过程中，它需要与本医疗机构的 HIS、EMR 等系统整合，而在区域 PACS-RIS 的建设过程中则会面临更复杂的异构信息系统整合的问题，既要连接不同医疗机构、不同供应商的 PACS-RIS，还要与不同供应商的 HIS、EMR 系统整合。为构建区域医疗一体化，建立共享的区域 PACS-RIS，首先要建立覆盖区域内的统一的共享网络平台和 PACS-RIS 数据中心，在参与的医疗机构中实现医疗信息的共享共通。

（十二）医学影像成像设备

1. 传统 X 线摄影设备
2. 计算机 X 线摄影设备
3. 数字 X 线摄影设备
4. X 线计算机断层摄影设备
5. 磁共振成像（MRI）设备
6. 数字减影血管造影设备
7. 数字胃肠机
8. 全数字乳腺 X 线摄影设备
9. 单光子发射型计算机断层摄影设备
10. 正电子发射体层摄影（PET）-计算机断层摄影（CT）设备
11. 超声成像设备

(十三)数据库

医学影像信息系统中,数据库负责存储结构化的医学影像信息(例如由数字、字符、符号等组成的与患者、检查、影像、病案相关的信息),以及存储非结构化的医学影像信息(例如:DICOM 影像、图片、动画、视频、声音等信息)的存放位置,并承担医学影像信息的主索引与数据管理功能,因此,数据库运行的硬件以及数据库管理系统软件的性能直接决定着医学影像信息系统整体运行的稳定性与工作效率。

(十四)医学影像显示器

1. 医学影像显示器 随着医学影像技术的全面数字化以及医学影像信息系统的推广应用,影像识读正经历由传统的胶片和观片灯为主的硬拷贝阅读模式向以计算机和显示器为主的软拷贝阅读模式的转变,医学影像显示硬件是医学影像可视化过程中的重要部件。专业的医学影像显示器能够通过专用的校正软件对显示器的输入和输出特性进行曲线校正,使之符合 DICOM 曲线与影像一致性,这样的显示器称为医用 DICOM 影像灰阶显示器或者医用 DICOM 影像灰阶/彩色双用显示器。

2. 医学影像显示器的显示特性 医学影像显示的高标准要求在具备 DICOM 曲线-影像一致性校正的基础上,医学影像显示器还需要具备"三高"的显示特性,即高分辨率,可达三百万像素(MP)及以上的分辨率;高灰阶,可达 10Bit~12Bit,精确反映影像灰阶级之间的差异;高亮度,达到 $500cd/m^2$ 及以上,可以清晰辨别每一个灰阶的差别。

(十五)数字化读片室的设计

1. 人机工程学(ergonomics) 也称为人类工效学,是把人-机-环境系统作为研究的基本对象,运用解剖学、生理学、心理学、临床医学、人体测量学、美学、建筑学、装修装饰和工程技术等有关领域的学科知识,研究人和机器及环境三者间的相互匹配作用与优化协调,指导工作器具装备、工作方式和工作环境的设计和改造,从而为人创造出舒适、安全、健康、高效、并能满足所从事工作质量要求的人机环境,并使工效达到最优的一门综合性交叉学科。

2. 读片环境背景亮度的影响 数字化读片环境背景亮度对医师读片的质量有直接影响。

3. 人眼视觉场的影响 数字化读片、观察显示器上所显示的医学影像时,人眼的分辨力与人眼与显示器之间的距离以及人眼视觉场的视角等因素相关。

4. 读片室环境的整体布置与装饰 医学影像诊断读片室与常规医疗机构医疗用房的装修、装饰有所不同,主要应满足要求。

(十六)医学影像后处理服务器系统的特点

面对临床日益增多的医学影像后处理需求,以及医疗机构内部多科室会诊与医疗机构之间的远程会诊过程中对医学影像后处理的需求,传统的单机影像后处理工作站已无法应对和满足上述需求,而将医学影像后处理技术移植到网络环境中,构建医学影像后处理服务器系统,多终端连入网络后随时随处可以使用系统中的医学影像后处理技术与资源,实现高速、并行的影像后处理,并可以为医学影像信息系统中的诊断工作站提供丰富、网络化的高级影像后处理应用支持,从而突破影像后处理工作站点的限制,实现影像高效网络化后处理,满足日益增长的临床应用需求。

(十七)医学影像后处理服务器系统的架构与组成

1. 架构与组成 影像后处理独立工作站作为医学影像后处理设备,已经有了多年的发展历史,在稳定性和临床应用软件功能上有完善的设置,但是作为独立运行的工作站架构,与通过网络中心部署的医学影像后处理服务器系统架构还是有很大不同。

2. 影像后处理速度 以 CT 影像后处理为例,在医疗机构内部高速网络带宽环境中,3 名高年资影像医师先后应用相同的终端与医学影像后处理服务器,以及影像后处理独立工作站的 CT 影像后处理软件对不同病例逐例进行 CT 影像后处理速度实测,医学影像后处理服务器和影像后处理独立工作站在各种 CT 影像后处理病例中后处理速度上的差异仅为 1~8 秒,可以认为没有明显差异,这是因为医学影像后处理服务器和影像后处理独立工作站一样具有三维前处理功能,可以在后台自动对传输到医学影像后处理服务器的 DICOM 影像数据完成诸如去骨和冠脉分析等任务。

(十八)影像诊断工作站

影像诊断工作站通常指 PACS-RIS 设在影像科室用于影像诊断和会诊工作的终端设备,是影像科医师从事日常医疗工作的主要工具,主要包括影像报告书写工作站、影像报告审核工作站以及读片会诊工作站。影像医师使用影像诊断工作站调取 PACS-RIS 中的影像,并进行影像的浏览、历史影像的比较、测量与处理、最后做出影像的诊断;并使用影像诊断工作站书写、编辑、审核医学数字影像诊断报告。数字影像诊断报告可以为普通的文字报告,也可以根据临床需要提供内嵌关键影像的图文报告。目前的影像诊断工作站均支持文字报告和图文报告。

(十九)影像诊断报告模板

1. 概述 影像诊断报告(以下简称报告)模板在报告书写中起着重要的作用,它缩减了书写报告的时间,提高了工作效率。报告模板的优势主要在于:①目前医疗机构做影像检查的受检者数量多,影像科医师每天需要为受检者书写、审核大量的报告;而影像医师的汉字录入速度有限,计算机应用水平也参差不齐,因此若报告中的每一个字符都需要由医师来输入,则必然影响报告书写、审核、签发的速度,应用报告模板则能最大限度地发挥出医学影像信息化的优势。②应用报告模板能促进报告用语以及疾病征象描述的规范化,提供规范完整的报告书写思路,有利于临床教学工作的开展。对于影像科进修医师以及住院医规范化培训医师来说,报告的书写是一项重要的医疗实践与学习训练的工作任务,而报告模板正是学习书写影像诊断报告的一个重要路径。

2. 影像诊断报告的构成 报告主要由医疗机构名称、影像诊断报告单类型名称(X线摄影、CT、MR、数字胃肠造影、全数字乳腺 X 线摄影、骨密度)、受检者基本信息(姓名、性别、年龄、病案号、就诊卡号、影像号、病区、病床)、检查信息(开单科室、摄片序号、检查设备、检查日期、报告日期、临床诊断、检查方法)、影像表现、印象、图文报告影像区及报告医师、审核医师签名栏等信息构成。

3. 影像诊断报告模板的构成 报告文字模板通常按影像学成像方法(例如 CT、MRI 等)组成独立的模块。每一模块的目录均为树形结构,第一级目录按解剖部位或系统分为颅脑、五官、胸部、腹部、泌尿、生殖、脊柱、心血管、内分泌、骨骼肌肉及胃肠等类别。第二级目录为某一系统或部位中常见疾病的名称,如脊柱标题展开后有颈椎退行性变、腰椎间盘突出及椎管内肿瘤等,单击某疾病名称后,则相应疾病的影像表现与印象模板文字便自动进入相应的编辑框内。

(二十)结构化报告

1. 概述 影像诊断报告不仅是重要的诊断参考依据,同时,诊断报告更具有重要的科研和教学价值。在医疗机构里,诊断报告的存在为疾病的研究提供了宝贵的资料。但是,现有的诊断报告内容大多保存在数据库中,需要特定的工作站设备才能进行浏览和查询,因此受到了系统本身功能的限制。即使将诊断报告内容导出,也大多采用了非结构化的方式存储,难以实现针对诊断报告内容的各种统计、查询工作。为了解决这一问题,一个可行的思路是采用结构化的报告文档,使得诊断报告内容既脱离数据库的束缚,又可以非常容易地实现各个字段内容的查询、统计、分析等工作,为影像诊断报告大数据的全面利用提供保证。

2. 结构化报告 影像诊断报告需要融合多种来源和类型的数据,例如数值数据,曲线和直方图,影像和图形,声音和视频等。可见,影像诊断报告的格式比较复杂,要处理多种类型的数据格式,为此,需要一个功能强大的结构化的报告标准来管理上述信息。为了加强影像诊断报告的管理,2001 年版 DICOM 3.0 标准在附录中新增加了结构化报告(structure report,SR)的相关内容,并在 2002 年使其成为正式标准。随着医学影像信息系统的应用与普及,结构化报告逐渐成为影像诊断科室不可或缺的工具。应用结构化报告系统处理影像诊断报告,与传统的手写报告和普通计算机打印报告相比较,结构化报告在缩短报告时间与周期、方便报告管理等方面,有比较好的临床应用效果。

(二十一)影像诊断报告常用放射学词汇-RadLex

RadLex 简介 由于医学放射学相关词汇呈井喷式增长,现有的专业词典不完整或已经不适合当前医学影像学各学科的发展需要,为了便于国际放射学的信息交流,急需优化现有的放射学词汇,建立国际标准统一的放射学词汇信息源。

(二十二)ACR 编码在医学影像诊断报告中的应用

1. ACR 编码 ACR 编码是放射学者为解决放射专业实际工作中规范化问题提出的与放射学有关的解剖名称、病理名称、疾病名称的编码集,将 ACR 索引中案例按解剖及病理双轴进行分类,并按一定规则及顺序进行编码,形成对影像医师有着积极指导意义的编码系统。在医学影像信息系统环境中将 ACR 编码与计算机结合,应用于结构化报告中,借助 ACR 编码可以提高结构化报告的智能化程度,为结构化报告智能化书写、查询及数据挖掘提供保障。

2. ACR 编码在医学影像诊断报告中的应用

（1）ACR 编码的调用：医学影像信息系统的影像诊断工作站主界面通常包含基本处理、报告单操作及影像区。ACR 编码插件嵌入工具栏的影像征象模版栏中，通过下拉式菜单选取 ACR 编码后，点击该栏，在报告模板的影像征象模板栏会出现按解剖部位排列的 ACR 编码。

（2）ACR 编码的数据结构：ACR 编码库拥有 2 个数据表，其中一个数据表为总编码表，包含完整的 ACR 编码集，置于后台服务器编码数据库中，页面结构为序号、编码、解剖名称、病理名称等。另一个数据表为与日常工作中与影像诊断意见相关的简化 ACR 疾病编码表，页面结构基本与 ACR 总编码表相同，同时置于后台服务器及客户端工作站内，以利于放射工作人员在日常工作中便于操作。

三、习　　题

（一）名词解释

1. 结构化报告

2. ACR 编码

3. RadLex

4. 医学影像信息系统

5. 放射信息系统

6. 医学影像存储与传输系统

7. 电子病历

8. 远程医学

9. 影像诊断工作站

10. 电子签名认证系统

（二）填空题

1. 医学影像信息系统的硬件：由_____、_____、接入层影像科室和临床科室的影像成像设备和工作站、_____、_____等五大硬件系统构成。

2. 影像医师诊断工作站软件的功能：供_____、_____、_____、_____；通过 PACS/HIS 接口，影像医师可获得患者病历、医嘱、检验、病理以及其他影像学检查和临床检查的信息，供书写影像检查报告参考；审核报告后，诊断报告结果自动回传 HIS。

3. 医学影像后处理服务器系统架构：以客户端/服务器（C/S）架构来提供对医学影像的_____，其医学影像后处理服务器端对来自医学影像成像设备的 DICOM 医学影像数据展开_____，客户端则提供用户_____。医学影像后处理服务器安装在信息系统_____，根据临床应用的需要将客户端统一部署在影像科后处理工作室，影像检查机房以及影像医师书写与审核签发报告的工作站上，也可以部署在不同临床科室的医师工作站上。

4. 在线存储和发布:在线数据是指影像产生的时限较短(例如 3 年以内),影像科室和临床访问频繁的_____,一般存储在高速在线_____中,实时发布,_____快、_____高。

5. 近线存储和发布:近线数据是指影像产生的时限_____(例如 3~10 年),这些数据相对于在线数据而言,影像科室和临床访问量并不大,但也会因为历史影像对比等原因被用户访问,一般存储在中速近线_____中,发布_____慢、_____低。

6. 离线存储和发布:离线数据是指影像产生的时限_____(例如 10 年以上),这些数据影像科室和临床访问量少且不确定,但是必须长期归档保存,可将其迁移到慢速离线归档_____存储。离线归档存储的介质和设备有光盘塔、磁带库、大容量磁盘阵列等。如果放置于离线归档存储上的影像有发布调阅需求,影像归档服务器能够将离线存储的影像数据重新调入发布到近线或者在线存储中,供用户调取、浏览阅读。由此可见,离线影像数据的发布_____长,_____慢、效率比近线方式低。

7. 3D 可视化医学影像:二维平面重叠或者计算机断层医学数字影像解决了人体组织器官状态信息的记录问题,但是如何解读,如何书写诊断报告,依赖的是医师的专业经验。3D 可视化医学影像发布就是要将传统的_____、断层的_____,通过_____技术,转换为立体的_____,提供更为直观的影像浏览方式。

8. 3D 可视化医学影像的作用:依据 CT 等二维断层影像创建发布的 3D 容积再现(volume rendering,VR)影像不仅能准确地还原_____状态,而且还可以提供动、静脉_____等分离重建画面,真正做到手术的指征研判、_____、步骤模拟、_____等的全程手术计划与辅助,同时让患者获得知情权的医患沟通更加直观。

9. 影像诊断工作站:通常指 PACS-RIS 设在影像科室用于_____工作的终端设备,是_____从事日常医疗工作的主要工具,主要包括影像_____工作站、_____工作站以及读片会诊工作站。

10. 影像医师使用影像诊断工作站调取 PACS-RIS 中的_____,并进行影像的浏览、历史影像的比较、_____与处理、最后做出_____;并使用影像诊断工作站书写、编辑、审核医学数字_____。数字影像诊断报告可以为普通的文字报告,也可以根据临床需要提供内嵌关键影像的图文报告。

11. 影像诊断报告的构成:报告主要由_____名称、_____报告单类型名称(X 线摄影、CT、MR、数字胃肠造影、全数字乳腺 X 线摄影、骨密度)、受检者_____(姓名、性别、年龄、病案号、就诊卡号、影像号、病区、病床)、_____(开单科室、摄片序号、检查设备、检查日期、报告日期、临床诊断、检查方法)、影像表现、印象、图文报告影像区及报告医师、审核医师签名栏等信息构成。

12. 影像诊断报告模板的构成:报告文字模板通常按_____(例如 CT、MRI 等)组成独立的模块。每一模块的目录均为_____,第一级目录按_____或系统分为颅脑、五官、胸部、腹部、泌尿、生殖、脊柱、心血管、内分泌、骨骼肌肉及胃肠等类别。第二级目录为某一系统或部位中_____的名称,如脊柱标题展开后有颈椎退行性变、腰椎间盘突出及椎管内肿瘤等,单击某疾病名称后,则相应疾病的影像表现与印象模板文字便自动进入相应的编辑框内。

13. 结构化报告:影像诊断报告需要融合多种来源和类型的_____,例如数值数据,曲线和直方图,影像和图形,声音和视频等。可见,影像诊断报告的格式比较复杂,要处理多种类型的_____,为此,需要一个功能强大的结构化的报告标准来管理上述信息。为了加强_____的管理,2001 年版_____标准在附录中新增加了结构化报告(structure report,SR)的相关内容,并在 2002 年使其成为正式标准。

14. RadLex 目的在于提供统一结构的_____,用以放射学信息资源以及医学图片资源的_____、_____和_____。

15. ACR 编码是国外放射学者依据_____放射学会提出的。ACR 标准将 ACR 编码中案例按_____及_____双轴进行分类及编码而形成的编码系统,在一定程度上可以解决放射专业实际工作中的_____化问题。

(三) 单项选择题

【A₁ 型题】

1. 与影像数字报告**不相关**的是

   A. 具有强大的报告管理功能

   B. 可读性强

   C. 可以保存海量的诊断报告信息

   D. 诊断资料丢失的风险增加

   E. 可以按照多种灵活的组织方式进行报告查询

2. 关于影像数字报告的特点,**不正确**的描述是

   A. 生成的报告样式美观   B. 字迹清晰

   C. 可读性强   D. 提高了报告阅读的难度

   E. 可读性强

3. 哪项**不是**放射技师承担的专业角色

   A. 在机房工作站上操作导医候诊界面

   B. 从受检者的"已登记"列表中选择呼叫当前受检者

   C. 影像检查前和检查中,通过工作站调阅电子检查申请单和临床病例

   D. 负责一部分影像后处理工作

   E. 阅片并书写病例报告

4. RIS 的影像处理功能**不包括**

   A. 支持窗宽/窗位、亮度/对比度、色度/饱和度调节

   B. 支持旋转、缩放、移动、放大镜、高宽适中、序列定位、裁剪等功能

   C. 将解剖学断层图像转换成功能性图像

   D. 对感兴趣区的测量和标注

   E. 三维重建重组

5. 哪项**不是**磁共振成像设备的成像特点

   A. MRI 无电离辐射,对人体没有电离辐射危害

   B. MRI 的密度分辨力高,解剖结构显示清楚

   C. 只能冠状位的断层成像

   D. 多组织参数、多序列、高对比度、数字化的二维断层成像

E. 除了形态学成像外,还能进行功能、组织化学和生物化学方面的研究

6. 哪项**不是**单光子发射型计算机断层摄影设备的成像特点
    A. 利用体内放射性核素的 γ 光子及 X 线球管产生的外源 X 线成像
    B. 包括 SPECT 的平面断层影像、CT 断层影像及两者的融合影像
    C. 可分为静态与动态显像、局部与全身显像、平面与断层显像
    D. 将放射性药物引入受检者体内,具有一定的辐射危害
    E. 采集的影像不利于后处理功能和三维重建

7. RadLex 目的是
    A. 提供统一结构的术语   B. 提供图像库
    C. 提供诊断标准   D. 提供质量标准
    E. 提供放射防护标准

8. 结构化报告系统**不包括**
    A. 具有高效率和较高的质量   B. 完成报告的时间短
    C. 无诊断结论   D. 患者基本信息可自动载入
    E. 结构化报告系统中包含了 ACR 编码的疾病模板

9. RadLex **不正确**的表述
    A. 一个标准放射学词汇资源库   B. 提供统一结构的术语
    C. 采用了已成熟的术语和标准   D. 不提供网上的免费资源
    E. 具有"视图浏览"和"搜索"两种检索方式

10. RadLex 列表**不包括**
    A. 解剖学位置   B. 时间
    C. 发现   D. 图像的获取与展示
    E. 图像质量

【B 型题】
    A. 具有术语概念的唯一性,无唯一被识别性
    B. 有唯一的名称和定义,有相对应的图像例子
    C. 放射学术语共分为 14 类
    D. 放射学术语共分为 10 类
    E. 放射学术语共分为 12 类

11. 放射学术语的特点,正确的描述是

12. RadLex 放射学术语共分为
    A. 按解剖双轴进行分类及编码而形成的编码系统
    B. 按病理双轴进行分类及编码而形成的编码系统
    C. 按解剖及病理双轴进行分类及编码而形成的编码系统
    D. 解决放射专业实际工作中成像质量问题
    E. 提高结构化报告的智能化程度

13. ACR 标准,正确的描述是

14. ACR 标准的目的,正确的描述是

（四）简答题

1. 试述结构化报告的特点。
2. 解释 RadLex。
3. 简述 ACR 编码的应用。
4. 3D 可视化医学影像的作用。
5. 远程放射学的典型的应用。
6. 医学影像后处理服务器系统组成。
7. 医学影像后处理临床应用软件的作用。
8. 放射技师承担的专业角色。
9. 医学影像后处理服务器系统的特点。
10. RIS 的影像处理功能。
11. 医学影像信息系统主要功能。
12. RIS 主要功能。
13. PACS 主要功能。

四、参 考 答 案

（一）名词解释

1. 结构化报告：医学报告的格式比较复杂，要处理许多种数据格式，需要一个功能强大的结构化的报告标准来管理这些信息。为了便于影像诊断报告的管理，2001 年版 DICOM 3.0 标准附录中新增加了结构化诊断报告 SR（Structure Report）信息，并在 2002 年度使其成为正式标准。

2. ACR 编码：ACR 编码是国外放射学者依据美国放射学会提出的。ACR 标准将 ACR 编码中案例按解剖及病理双轴进行分类及编码而形成的编码系统，在一定程度上可以解决放射专业实际工作中的规范化问题。

3. RadLex（radiology lexicon）：是放射学词汇信息源统一检索和索引。RadLex 目的在于提供统一结构的术语，用以放射学信息资源以及医学图片资源的捕获、索引和检索。

4. 医学影像信息系统（medical imaging information system，MIIS）：主要由各影像业务科室的放射信息系统（radiology information system，RIS）和医学影像存储与传输系统（picture archiving and communication system，PACS）组成的医学影像信息子系统，以及影像后处理系统、计算机辅助诊断（computer aided diagnosis，CAD）系统、远程放射学（teleradiology）系统以及辅助医学影像业务运行的系统融合、集成组成医学影像信息系统，并与医院信息系统（HIS）和电子病历（EMR）实现系统集成、信息交换以及流程整合。

5. 放射信息系统（radiology information system，RIS）　是医学影像信息系统的重要组成部分，是为包括放射科在内的影像科室医疗流程的任务执行过程管理而设计的计算机信息系统，是医学影像业务中工作流程管理的核心。

6. 医学影像存储与传输系统（picture archiving and communication system, PACS）　是医学影像信息系统的重要组成部分，是专门为医学影像管理而设计，是医学影像业务中影像浏览、诊断与管理的核心。

7. 电子病历（electronic medical record, EMR）　是医护人员通过文字、影像、图标、符号等数字化信息，记录和交流受检者病情资料的病历的电子表现形式。

8. 远程医学（telemedicine）　从广义上将是使用远程通信技术和计算机多媒体技术提供医学信息和服务。它包括远程放射学、远程诊断及会诊、远程护理等医疗活动。

9. 影像诊断工作站　通常指 PACS-RIS 设在影像科室用于影像诊断和会诊工作的终端设备，是影像科医师从事日常医疗工作的主要工具，主要包括影像报告书写工作站、影像报告审核工作站以及读片会诊工作站。

10. 电子签名认证系统　是提供用户数字签名和相互验证对方数字签名能力的一种数字展示技术。

（二）填空题

1. 核心层设备　汇聚层设备　存储系统　网络系统
2. 影像医师查询　检索　调阅患者的影像　书写诊断报告
3. 后处理与管理　处理和可视化　操作界面　中心机房
4. 影像数据　存储系统　速度　效率高
5. 已经较长　存储系统　速度比较　效率比较
6. 已经很长　存储系统中　延迟时间　速度
7. 平面的　二维医学数字影像　三维重建　3D 影像
8. 组织器官的真实　血管分布　方案规划　术中导航
9. 影像诊断和会诊　影像科医师　报告书写　影像报告审核
10. 影像　测量　影像的诊断　影像诊断报告
11. 医疗机构　影像诊断　基本信息　检查信息
12. 影像学成像方法　树形结构　解剖部位　常见疾病
13. 数据　数据格式　影像诊断报告　DICOM 3.0
14. 术语　捕获　索引　检索
15. 美国　解剖　病理　规范

（三）单项选择题

【A₁型题】

1. D　2. D　3. E　4. C　5. C　6. E　7. A　8. C　9. D　10. B

【B型题】

11. A　12. C　13. C　14. E

（四）简答题

1. 试述结构化报告的特点。

应用结构化报告系统完成报告的时间短，患者基本信息可自动载入，对于报告征象内容的输入,正常报告通过正常模板自动载入即可,含有病变征象内容的报告,结构化报告系统中包含了 ACR 编码的疾病模板,具有该疾病的解剖位置和特定的形态特征,以及可能的诊断结论。

2. 解释 RadLex。

放射线学词典 RadLex(radiology lexicon)是放射学词汇信息源统一检索和索引,创建于 2003 年,由北美放射学会 RSNA(radiological societyof north America)提供全部基金资助并筹划。RadLex 目的在于提供统一结构的术语,用以放射学信息资源以及医学图片资源的捕获、索引和检索。

3. 简述 ACR 编码的应用。

ACR 编码是国外放射学者依据美国放射学会提出的。ACR 标准将 ACR 编码中案例按解剖及病理双轴进行分类及编码而形成的编码系统,在一定程度上可以解决放射专业实际工作中的规范化问题。在 PACS 环境下将 ACR 编码应用于结构化报告中,借助于影像学相关的 ACR 编码提高结构化报告的智能化程度,为结构化报告智能化书写、查询及数据挖掘提供了保障。

4. 3D 可视化医学影像的作用。

依据 CT 等二维断层影像创建发布的 3D 容积再现(volume rendering,VR)影像不仅能准确地还原组织器官的真实状态,而且还可以提供动、静脉血管分布等分离重建画面,真正做到手术的指征研判、方案规划、步骤模拟、术中导航等的全程手术计划与辅助,同时让患者获得知情权的医患沟通更加直观。

5. 远程放射学的典型的应用。

(1)医学影像远程专科诊断服务:针对不具备影像诊断能力的基层医疗机构,可以联合具备影像诊断能力的高等级医疗机构实现医学影像的远程专科诊断服务,以解决基层医疗机构影像诊断医师缺乏的问题。

(2)疑难影像的远程会诊服务:针对疑难影像病例,可实现多方、多专科的远程医学影像会诊服务,出具诊断建议。

(3)医学影像远程教育:可通过远程医学影像网络进行远程影像读片、示教与教学培训。

6. 医学影像后处理服务器系统组成。

(1)传输管理系统(transportation management system,TMS):提供医学影像后处理服务器的 DICOM 接口和直接影像传输接口。

(2)工作流程管理系统(workflow management system,WMS):由涵盖医学影像后处理服务器的系统管理功能以及工作流的服务集构成。它与外部的 RIS(DICOM 设备工作表、设备执行程序步骤),或者 HIS(HL7 受检者更新和合并、报告输出)进行交互。WMS 提供的主要功能是管理计划的和正在运行的工作流,包括触发外部系统的进度消息。它还可触发创建工作流并监控其进度。

(3)应用程序服务器(application program server,APS):允许使用医学影像后处理服务器系统客户端软件的计算机访问医学影像后处理服务器中的临床应用程序。

(4)短期存储(short term storage,STS):存储医学影像成像设备生成的海量 DICOM 影像数据。达到 TB 级别的存储容量,支持影像数据的高效率检索查询与高速度存储读取。

（5）数据管理系统（data management system，DMS）：包括医学影像后处理服务器系统中负责数据管理功能的任务与服务集。DMS 负责维护管理存储于短期存储中信息的索引数据，并能够根据存储容量限制阈值，自动执行短期存储数据信息的清理删除等维护操作。

（6）医学影像后处理服务器集群。

（7）医学影像后处理服务器客户端软件。

（8）医学影像后处理临床应用软件。

7. 医学影像后处理临床应用软件的作用。

医学影像后处理服务器上可运行各种医学影像后处理临床应用软件。这些软件可以是单独应用，也可以是称为引擎（engine）的组合应用。医学影像后处理服务器系统允许并发访问和使用服务器中的临床应用软件，允许多名影像医师同时进行各种高级影像后处理工作，极大提高影像后处理的效率；影像医师在办公室或读片室，甚至在移动中，随时可以进行影像后处理工作，不再需要前往影像后处理工作站所在地点和其他影像医师竞争工作站的使用权；临床医师在随时查看浏览受检者影像资料的同时，也可以对感兴趣的影像进行后处理，获得临床诊疗需要的影像信息；影像医师在书写、审核、签发报告时如果发现问题，可以立刻在读片报告室内进行影像后处理工作，而不需要到后处理工作站点，提高影像医师的诊断工作效率；影像医师之间可以互动，对特殊疑难病例进行多专业组的联合影像后处理与读片会诊。

8. 放射技师承担的专业角色。

1）在机房工作站上操作导医候诊界面，从受检者的"已登记"列表中选择呼叫当前受检者，面对受检者完成影像检查的宣教和培训工作；

2）影像检查前和检查中，通过在机房工作站调阅电子检查申请单和临床病例，设计影像检查扫描序列，优化成像参数，观察即时获得的影像，发现符合"临床危急值"的征象，立即向影像医师和（或）临床医师报告；

3）影像检查后，通过网络传输影像检查信息至 PACS 系统、影像后处理工作站；

4）负责一部分影像后处理工作；

5）负责影像胶片的打印排版工作；

影像后处理技师/医师：根据影像检查的要求，将接收的影像信息进行影像后处理（例如 MPR、MIP、VR）等，完成后再把后处理影像传送到 PACS 系统。

9. 医学影像后处理服务器系统的特点。

（1）多台终端同时进行高级后处理操作　采用高带宽网络构架，服务器强大的运算能力、并行重建技术和预处理技术，实现多台终端同时并行操作，实现了影像后处理的网络化，允许多名医师同时进行高级后处理操作。突破影像后处理面临的数量瓶颈和速度瓶颈。

（2）丰富的高级临床应用、全方位影像后处理诊断分析　对于网络后处理来说，能全面地将基于三维成像、庞大运算量的高级临床应用软件移植至网络环境中，拥有丰富的高级临床应用功能，例如全自动心脏智能冠状动脉重建与分析、气道及肺气肿自动分析、肺小结节自动分析、CT 血管造影自动去骨及血管分析等。当完成影像检查扫描，DICOM 影像数据传输到医学影像后处理服务器后，即可完成自动去骨、血管提取、血管标记、血管分析等后处理工作。实现全方位影像后处理诊断分析。

（3）突破诊断限制，影像与临床互动　随时随地可以使用高级后处理功能，工作流程因此改变。无论是在影像检查室、医学影像信息系统报告工作站、会诊室、病房、还是手术室，影像后处理工作站不再受地点的限制，让您可以随时、随地、随意地进行影像后处理诊断分析，共享各种高级后处理功能，加强影像与临床的互动。

10. RIS 的影像处理功能。

（1）支持窗宽/窗位、亮度/对比度、色度/饱和度调节；可实现曲线调整窗宽窗位，非线性调整窗宽窗位，可使用快捷键调整窗宽/窗位；并允许用户自定义窗宽、窗位组合；

（2）支持旋转、缩放、移动、放大镜、高宽适中、定位线、联动、序列定位、裁剪等功能；

（3）支持多显示器显示，一次检查的影像可以分布显示于多个显示器上，支持高分辨率，灰阶及彩色医用 DICOM 显示器显示处理影像；

（4）对感兴趣区的测量和标注：直线、箭头、任意曲线、椭圆、矩形、文字标注，兴趣区长/宽/面积、角度测量；

（5）CT 值测量：点、矩形区域、椭圆区域，直方图统计；

（6）多平面、三维重建重组；

（7）可进行全脊柱影像拼接；

（8）影像变换：包括影像的旋转，水平和垂直镜像，缩放等功能；

（9）影像格式转换：可将 DICOM 影像格式转换成 JPEG 影像格式，也可把 JPEG 影像格式转换为 DICOM 影像格式；

（10）影像负片显示与伪彩色显示，影像的平滑处理；

（11）胶片直接打印和虚拟打印功能，支持待打印影像的排版；

（12）在打印设置中可以任意添加或删除某个影像或附带的文字说明，并可在胶片上打印患者的中文姓名；

（13）多种权限管理方式，可以使用个人、用户组等管理策略，用户权限可继承，便于系统管理。

11. 医学影像信息系统主要功能。

医学影像信息系统负责准确、全面地收集影像及相关信息并管理信息；可以随时调阅相关患者的影像信息以及诊断报告信息；实现医疗机构内部或者医疗机构之间的所有医学影像信息和工作流程的连接集成，实现影像数据信息共享，影像业务流程互通；支持医疗机构在医疗、教学、科研、管理等各方面工作。

12. RIS 主要功能。

RIS 实现影像科室工作流程的计算机化、无纸化管理；实现患者在整个影像业务流程中的质量控制和实时实地追踪；为医患纠纷的举证倒置提供证据；为影像科提供日常医教研工作管理和量化统计的工具；为医教研提供病例资料；使影像科室的工作实践进入到数字化、信息化管理阶段。RIS 不仅担负管理影像科室、驱动 PACS 工作流程的重任，而且负责与 HIS 交互信息、对接临床医疗流程。

13. PACS 主要功能。

应用 PACS 的意义不仅仅是数字化管理医学影像信息，而更重要的是改变了影像工作流程，提高了工作效率，其主要功能特点：

（1）互联与管理：连接医学影像成像设备（例如：DR、CT、MR、DSA、超声、核医学、病理等），并传输、存储与管理 DICOM 医学影像，实现无胶片化、数字化的医学影像管理。国家的法律法规以及医院临床实践中医疗、科研、教学的规律要求对医学影像能安全有效地保存 15-30 年、直至永久。

（2）实现"软读片"：PACS 使得阅读影像胶片"硬拷贝"的传统工作模式，改变为在医用 DICOM 显示屏上阅读数字化影像"软拷贝"的数字工作模式，也称为"软读片"工作模式。优化医学影像业务工作流程。

（3）影像的处理分析和对比：通过数字化影像处理技术，实现影像的窗宽窗位调节、三维后处理以及对感兴趣区域的测量与统计，实现治疗前与治疗后医学影像的同时对比，大幅提高影像医师和临床医师对影像的可视性、可读性和可懂性。

（4）影像资料共享：PACS 改变了传统放射科影像私有化存储胶片形式，以网络形式存储、传输数字化影像资料信息，实现影像信息资源的最大化共享。医学影像信息的海量存储为研究人体的解剖生理，以及有效地发现病灶提供可靠的、共享的科学依据，为疾病的诊断与治疗提供可靠的、共享的医学影像学资料。

一、学习目标

1. 掌握 数字影像成像质量管理的技术要求、数字化医学影像科的服务理念及其量化评价指标,医学影像数据的备份方案,灾难恢复的定义,医学影像信息迁移依赖的标准及其常用方法,宕机的概念、类型,预防性维护巡检的内容,信息安全管理的内容,医学影像数据的分级存储。

2. 熟悉 医学影像信息系统的用户角色及其责任,数字化医学影像科的优势,个人健康档案信息数据的类型及其存储,病历资料的分级和分类管理,灾难性事故的原因及策略,宕机的处理规范、应急处理程序及其主机、存储设备及数据库的管控,预防性维护巡检的概念,数据安全的内涵,数据加密技术,身份认证及电子签名的概念,服务器及网络服务的运行监控与系统维护。

3. 了解 数字化医学影像科的工作流程,个人健康档案信息隐私权的内涵、现状,个人健康档案数据形式的类型,灾难恢复计划,宕机的管控,预防性维护巡检的意义,网络防火墙以及物理、系统、网络与应用的安全标准规范,计算机软件、硬件接口、系统日志以及机房环境保障系统的运行监控与系统维护。

二、重点和难点内容

(一)医学影像信息系统的用户角色及其责任

医学影像信息系统的用户角色 主要包括影像诊断医师、临床医师、影像技师、影像护士、影像工程师、影像登记保管员、放射治疗技师、放射治疗物理师、放射治疗医师、医疗机构信息主管部门技术人员、医学影像信息系统供应商以及受检者等九类。

1. 影像诊断医师 影像诊断医师包括在装备影像成像设备的各个专业科室工作的影像诊断报告初写医师、影像诊断报告审核医师以及介入诊疗医师。他们可根据检查与诊断,要求临床医师补充受检者的详细病史;影像诊断报告初写医师完成诊断报告的书写,介入诊疗医师完成手术前、中、后的医嘱下达与病历的书写;影像诊断报告审核医师在影像诊断工作站上,完成诊断报告的审核、电子签名认证、报告的签发;授予权限的高年资影像诊断报告审核医师具有召回已审核签发报告的权限。

2. 临床医师 在 HIS 中开出影像检查电子申请单医嘱,明确检查目的,检查部位,检查类型(X 线摄影/CT/MRI/数字胃肠造影/特殊造影/全数字乳腺 X 线摄影/骨密度/超声/核医学/介入等),检查项目名称,以及是否存在检查禁忌。

3. 影像技师　直接从 HIS 调阅受检者门、急诊与住院的既往病史与临床检查、检验、病理的结果;从医学影像信息系统中调取浏览受检者的历次影像检查的影像及诊断报告;完成对受检者的个人身份信息及检查部位等检查信息的核对与确认,并在成像设备上注册登记;遵照临床医嘱,遵照设备与影像技术规范,负责受检者的固定与床旁 X 线摄影、CT、MR、全数字乳腺 X 线摄影、骨密度、核医学、口腔 X 线摄影等影像检查工作,优选影像技术,优化成像参数,保证影像质量和医疗安全;根据受检者是否存在检查禁忌、受检者对检查的配合情况以及影像学检查获得的影像质量等情况进行综合判断分析,具有暂停、改期或者建议取消当前影像学检查申请的权限。

4. 影像护士　向受检者及其陪伴亲属介绍影像学增强检查过程和注意事项,询问有无过敏史及增强检查前 4 小时的禁食准备情况;冠脉 CTA 检查前,确认受检者是否有美托洛尔药物禁忌证;负责静脉留置针(套管针)穿刺,预设对比剂注射通道;协助影像技师完成增强检查。如出现过敏反应,遵照过敏反应紧急预案,协助医师现场抢救;定期检查抢救车药品、器械、物品的有效期及配置数量。

5. 影像登记保管员　在医学影像信息系统中预约检查日期和时间,打印预约凭证和检查注意事项,并交付、告知受检者;核对影像检查项目和检查内容,完成受检者的到检登记。

6. 影像工程师　包括在装备影像成像设备的各个专业科室或在医疗机构设置的医学工程室负责影像成像设备维修、预防性维护、装备管理等工作的工程师。

7. 信息技术工程师　承担医学影像信息系统数据库管理员、软硬件工程师、管理员、网络管理员、集成接口管理员及电子认证证书管理员的职责。

8. 受检者　在检查申请时以及检查执行前向医师、技师、护士提供本人真实的病历、现状、禁忌证等信息,遵照执行临床医师在 HIS 中开出的影像检查医嘱及影像科室服务窗口登记保管员的划价、预约、到检登记、安排机房的预约登记信息流程,接受影像学检查。

(二) 数字成像质量的管理

(1)数字化医学影像科的优势:采用信息技术替代复杂的人工操作,具有数字化和信息化的优势,采用信息链替代繁琐的中间环节,形成一个闭环的医学影像信息环,减少中间环节,极大地提高工作效率。

(2)数字影像成像质量管理的技术要求:①最佳影像;②最小剂量;③满足临床诊断需要。为了达到这一目的所采取的各种方法即为全面数字影像成像质量管理。全面数字影像成像质量管理要全员参与,充分发挥组织管理和专业影像技术的作用,建立一整套严密完整的质量保证体系和质量控制体系。其中人员与设备是良好运行的两个基本要素,是医学影像科进行所有医疗活动的基础。

(3)数字化医学影像科的服务:数字化医学影像科是在数字化医学影像成像设备、医学影像信息系统以及医院信息系统三大平台支撑下所构成的平台科室。受检者到医疗机构就诊,在 HIS 中登记基本信息。①服务理念:以受检者为中心,以质量为核心,缩短候检时间,及时发布医学影像诊断报告,创建高效、安全的数字化影像信息平台。②服务质量的量化评价指标:平均预约登记操作时间、平均候检时间、平均检查时间以及平均阅片报告时间等指标。

（三）个人健康档案信息数据的类型及其存储

1. 个人健康档案信息数据形式有如下类型 ①索引数据、路由数据、架构数据：基本都适合以严格结构化的数据形式存在，可以用二维表结构进行逻辑表达和关联；②交换数据：基于各种协议、标准的规定，以数据流的形式在各种节点中进行传递交换，适合以半结构化的数据形式存在，主要存在于 XML、HTML 等半结构化文档或数据流中；③个人基本信息、卫生服务记录：其主要信息来源载体是卫生服务记录表单，这些表单本质上接近于半结构化形式，这类数据除了以严格结构化的数据形式存在外，在特定情况下，也需要以半结构化的数据形式存在；④医学影像和文档：产生于各种医疗服务环节的影像（如 X 线摄影、CT、B 超的影像）、文档（如影像诊断报告），则以非结构化的数据形式存在。

2. 存储方式 ①结构化的数据，采取关系型数据库存储；②非结构化的数据，采取文件方式存储；③半结构化的数据采取其他存储方式。

3. 存储模式 有以下三种：集中式、分布式和联邦式。

（四）病历和病案的分类、分级管理

（1）目前用于个人健康档案信息隐私保护的方法有：①通过限制用户对各类信息资源权限管理，防止越权使用资源，使各类数据在合法范围内使用；②数据分析、处理过程中隐藏敏感数据；③通过对数据的隐藏和泛化等操作来保护隐私的匿名化技术等。从目前的状况上看，基于访问控制的技术效率较高，但是灵活性较差；基于加密的技术能保证最终数据的准确性和安全性，但计算开销较大；而匿名化技术则可以在效率和数据的准确性之间达到平衡。

（2）法律法规：2010 年，《电子病历基本规范（试行）》《电子病历基本架构与数据标准（试行）》《卫生系统电子认证服务管理办法（试行）》《病历书写基本规范》等重要政策规范陆续出台。我国民法规定权利的最长保护期限为 20 年。按照以上规定，医疗机构过早地删除、销毁病历资料，或者造成病历资料信息数据的丢失，将会导致医疗纠纷处理过程中的被动。

（3）分类管理：病历、病案资料管理，按保管期限分为：定期 20 年、定期 30 年、永久等三类归档管理。门（急）诊病历保管期限至少定期 20 年；住院病历保管期限至少定期 30 年；有教学、科学研究价值，以及复杂、疑难、罕见、珍贵的病历资料的保管期限可以是永久。保管期限起点日期是门（急）诊病历自患者最后一次就诊之日起计算，住院病历自患者最后一次住院出院之日起计算。

（4）分级管理：根据病历自身情况和价值的不同，可以把住院病历分为一级病案、二级病案和三级病案。一级病案，主要是科研、教学、复杂、疑难、罕见、珍贵的病案，应当永久保管；二级病案，是受检者死亡病案、近 20 年内的病案和新上架的病案，应当长期保管，到期的病案可以销毁；三级病案，是超过 20 年的病案，如顺产等无纠纷、无再使用价值的病案，到期可销毁。

（5）信息数据的销毁：基于磁介质存储信息数据的销毁技术分为硬销毁技术和软销毁技术两类。前者包括消磁技术、热销毁技术、物理销毁技术等，后者为信息数据覆盖技术，也叫软件覆写技术。

（五）医学影像数据的备份方案

医学影像数据备份是指按事先设定的策略或人工操作对某一时间点的整个系统的医学影像信息数据等病历、病案资料或部分重要数据进行复制，从应用主机的硬盘阵列或者存储系统中复制到其他存储设备中的过程。其目的为了在医学影像信息系统出现操作失误或系统故障导致数据丢失时，能通过备份数据还原原始数据；或者为了复制备份数据到其他服务器建立历史数据，用于信息数据的检索查询。

医学影像数据有以下三种备份方案以及这三种备份方案的组合：①完全备份，又称标准备份，是备份医学影像信息系统中的所有信息数据，备份所需时间最长，但恢复时间最短，操作最方便，也最可靠；②增量备份，只备份上次备份以后有变化的信息数据，备份时间较短，占用存储空间较少，但信息数据的恢复时间较长；③差分备份，只备份上次完全备份以后有变化的数据，备份所需时间短，灾难恢复很方便。

（六）灾难恢复

1. 灾难恢复的定义　灾难恢复是指医学影像信息系统在发生灾难性事故时，利用已备份的信息数据或其他手段，及时对原系统进行恢复，以保证信息数据的安全性以及业务工作流程的连续性。

2. 发生灾难性事故的原因　主要有：①硬件故障，主要的硬件故障有磁盘（包括其适配卡，接线）和电源（包括电缆、插座）故障；②人为错误，这是最容易忽略的故障原因，如对一些关键系统配置文件的不当操作（修改、删除、关闭），会导致系统不能正常启动和运行；③软件故障，这是最为复杂和多样化的原因，如系统参数设置不当；或由于应用程序没有优化，造成运行时系统资源分配不合理；或数据库参数设置不当等，都有可能导致系统性能下降甚至停机瘫痪；④病毒感染，目前防病毒系统的广泛应用，使得受病毒影响的情况并不多见，但是随着 Internet 应用的普及和推广，对于病毒的攻击需要早预防、早探测、早隔离、早清除、早免疫；⑤自然灾害，地震、火灾、洪水、台风等自然灾害造成信息系统损毁停机，其发生几率低。

3. 灾难恢复策略

（1）灾难恢复的技术方案：①主机数据磁盘故障（非系统盘）：若数据盘使用了RAID1，RAID5 等技术，则直接热插拔替换故障硬盘，系统自动恢复信息数据到新的磁盘里；若数据盘仍然不能恢复正常运行和访问，则先更换物理磁盘，然后从信息数据备份介质中恢复数据；②主机物理损坏（不在数据备份范围内）：将主机数据磁盘取出，并对主机进行维修。将数据磁盘放到其他的主机上进行信息数据备份，或者安装到新的主机上运行，替代原有主机；③系统盘物理损坏：更换新的系统盘，通过信息数据备份系统的灾难恢复功能恢复操作系统和应用系统的软件与系统级数据；④操作系统不能启动：直接通过备份系统的灾难恢复功能恢复操作系统；⑤磁盘上数据损坏（如人为失误、病毒或黑客攻击）：通过备份介质上的备份数据来恢复信息数据，或利用数据恢复技术来找回信息数据；⑥数据中心灾难：在一些严重的极端情况发生时，数据中心主机系统存放在磁盘上的数据，以及本地备份存储介质中的数据均遭到损坏。此时只能利用异地容灾备份存储的数据，以及数据备份软件的远程存储功能来恢复信息数据。

（2）灾难恢复要素：①完整的系统配置记录文档，包括随着时间推延，系统配置被改变的日志记录，至少要有一份被存放在异地的副本；②为确保成功恢复信息数据，必须建立一个简洁有效的灾难恢复程序，以及严格按照既定的程序去建立文档，并安全异地保存；③建立灾难恢复中心，当灾难发生时，灾难恢复中心在最短的时间内，接管所有或部分业务，恢复系统正常运行和工作。

4. 灾难恢复措施 包括灾难预防制度、灾难演练制度和灾难恢复的完整备份方案等。严格执行事先制定的备份策略，每年至少一次的灾难恢复模拟演练。

（七）医学影像信息系统的数据迁移

在医疗机构更换或者升级医学影像信息系统时，之前医学影像信息系统的信息数据怎么才能安全、完整、正确地迁移到新的医学影像信息系统中，这就是医学影像信息系统的数据迁移。

1. 医学影像信息数据迁移可依赖的标准 信息标准化是我国医疗机构信息化发展的瓶颈，也是医学影像信息系统数据迁移的关键。在医学影像信息数据迁移过程中，DICOM 标准是可依赖的唯一标准，也是确保完成信息数据迁移一致性的重要前提。为此，必须要求医学影像信息系统（包括存储的医学影像格式）完全符合 DICOM3.0 标准。

2. 医学影像信息数据迁移中常用的方法 目前常见的医学影像信息系统数据迁移方法有三种，一种方法是将旧系统的影像全部在新系统中重新归档存储一遍，简称为重新归档的访问方法；第二种方法是信息数据接口访问方法；第三种方法是应用 DICOM 代理网关访问方法是一种无缝的信息数据访问方式，该方法不需要做任何技术修改，只需针对原有医学影像信息系统设计一个插件，也不需要耗费大量时间移动历史信息数据，即可实现对原有信息数据的检索、查询和提取访问过程。

（八）宕机的概念、类型、应急处理规范及其应急处理程序

1. 宕机的概念 宕机是指医学影像信息系统无法自行从一个系统错误中恢复、或系统软硬件层面问题导致系统长时间无响应、或预防性的执行关机程序，而不得不重新启动系统的现象。运行中的任何计算机、服务器、网络设备、存储设备、操作系统、数据库、应用软件等软硬件系统都会出现宕机情况。

2. 宕机类型 主要包括非计划性宕机和计划性宕机两大类。其中，非计划性宕机主要包括主机故障宕机、数据故障宕机、存储故障、网络故障、人为错误、数据损坏、中心站点故障等引起的被动地停机；计划性宕机则是以维护为目的的有计划地、主动地终止系统服务，为例行操作、定期维护、部署与升级新设备与新软件等提供操作时间窗口。

3. 宕机的应急处理规范 ①正确判断宕机类型，如果是计划性宕机，必须在预定时间内完成，如果是非计划性宕机，要善于从宏观的角度观察现象、思考问题，其原因很大程度上是人为错误或未按既定流程运行；②立即启动应急预案；③健全报告制度，发生宕机后，15 分钟内无法恢复的，应向单位业务主管部门和信息部门报告；30 分钟以上无法恢复的，应向分管业务的院级领导报告；④严格执行系统预防性维护巡检制度。

4. 宕机的应急处理程序 医学影像信息系统非计划性宕机的原因多种多样，断电、配置错误、防火墙设置错误、甚至是来自互联网的恶意访问都可能引发非计划性宕机。下

面内容基于非计划性宕机的应急处理程序,仅适用于一般宕机问题的解决。实际工作中,还应针对实际故障,结合自身系统与网络情况制定相应的宕机应急处理流程。

(1)初步判断:宕机出现时,需要分析如下问题:①供电电源情况;②网络使用及通畅情况;③服务器及其管理;④运行日志记录情况。经过上述步骤之后,如果系统仍然处于宕机状态,再进行下面步骤。

(2)使用 ping 命令探测设备状况:如果服务器已经虚拟化,那么就可以试着 ping 物理服务器自己的真实 IP;如果无法 ping 通服务器,且已经检查并确定网络连接是正常的,那就可以将问题定位到物理服务器或操作系统本身。

(3)逐层检查:从底层到高层的方式逐层检查问题:①网络接口和本地网络配置;②检查DHCP 启动情况;③检查服务器工作状态:检查服务器是否具有相关服务的角色,可以试着查找相关的文件或服务来验证服务器是否正常运行。

(4)检查日志:如以上方法都未解决问题,则检查日志并尝试查明在服务器宕机时日志中记录的信息。

5. 主机、存储设备及数据库的管控

(1)紧急停电的处置:接到紧急停电通知后,30 分钟内按照先数据库、其次主机、最后存储设备的顺序停止所有系统运行。必要情况下,须拔掉电源插头。

(2)采用双机热备技术:一台主机异常时,及时切换到另一台备份主机。

(3)日常数据备份:采用硬盘、磁带机等设备作好日常数据的备份。

(4)误删除操作系统文件的处置:如果发生误删除操作系统文件,立即进行文件系统恢复(必须有系统数据的备份)。

(5)误删除数据的处置:如果发生误删除数据,立即进行数据库恢复(必须有数据库数据的备份)。

(6)存储空间不足的处置:如果文件系统存储空间不足,或者数据库表存储空间不足,或者系统日志存储空间不足,应立即进行存储空间的扩展。

(7)异地数据备份中心的建立。

(8)故障的处置:出现重大故障和宕机,尽快分析查找问题发生的原因,提出应急解决方案,立即通知系统服务商现场处理。

(九)预防性维护巡检

1. 预防性维护(preventive maintenance,PM) PM 是指采取一些必要的手段和措施,及时发现医学影像信息系统可能存在的危险和不安全因素,采取相应措施加以预防的系统管理方法。它强调 IT 工程技术人员的职责不仅是维修设备,还包括对其进行风险评估、测试及周期性维护。因此,医学影像信息系统的 PM 在及时了解和掌握系统性能状况,发现和排除可能引起系统故障的隐患,并确保系统始终处于安全、完好、最佳的工作状态等方面具有重要的实践指导意义。

2. 预防性维护巡检的内容 包括:PM 巡检项目、PM 巡检周期、PM 具体时间安排、PM 参与人员等。

(1)PM 巡检项目:PM 巡检项目主要包括数据库系统,服务器操作系统,服务器、存储及网络设备的各重要配件指示灯是否正常;硬盘存储空间是否充足;各类服务器应用软件、管理软件、杀毒软件是否运行正常;UPS供电系统、机房空调是否正常工作等。

（2）PM的周期:①服务器、存储及网络设备,PM周期一般为每周两次;②操作系统,PM周期一般为每两周一次,在操作系统PM时,要求同时进行服务器PM;③数据库系统,PM周期一般为一个月左右;④各类服务器应用管理软件,其PM周期一般为一个月到三个月;⑤UPS,在安装后的前两年为每年一次PM,两年后为每半年一次PM。

（十）信息安全管理

1. 信息安全管理的内容　包括数据安全、隐私保障、数据加密、身份认证、电子签名、网络防火墙以及物理、系统、网络与应用的安全标准规范等内容。

2. 计算机信息系统安全保护等级　计算机系统安全保护能力分为五个等级。依据此定级对每一级别的信息系统都有相应的技术要求(物理安全、网络安全、主机安全、应用安全、数据安全及备份恢复)和管理要求(安全管理制度、安全管理机构、人员安全管理、系统建设管理、系统运维管理)。①第一级:用户自主保护级;②第二级:系统审计保护级;③第三级:安全标记保护级;④第四级:结构化保护级;⑤第五级:访问验证保护级。上述标准适用于计算机信息系统安全保护技术能力等级的划分。计算机信息系统安全保护能力随着安全保护等级的增高,逐级增强。

3. 信息安全技术　主要用于防止系统漏洞,防止外部黑客入侵,防御病毒破坏和对可疑访问进行有效控制等。常用安全技术有:①身份认证技术;②加解密技术;③边界防护技术;④访问控制技术;⑤主机加固技术;⑥安全审计技术;⑦检测监控技术。其中,访问控制是网络安全防范和保护的主要核心策略,规定了主体对客体访问的限制,并在身份识别的基础上,根据身份对提出资源访问的请求加以权限控制。

4. 数据安全的内涵　数据安全是信息安全最重要的目的,主要包括数据本身的安全、防护的安全、处理的安全、存储的安全等多个方面。

（1）数据本身的安全:指采用现代可靠的加密算法与安全体系对数据进行主动保护,主要是对称算法与公开密钥密码体系。

（2）数据防护的安全:采用现代信息存储手段对数据进行主动防护,如通过磁盘阵列、数据备份、异地容灾等手段保证数据的安全。

（3）数据处理的安全:是指如何有效地防止数据在录入、处理、统计或打印中由于硬件故障、断电、死机、人为的误操作、程序缺陷、病毒或黑客等造成的数据库损坏或数据丢失现象,以及某些敏感或保密的数据可能被不具备资格的人员或操作员阅读,而造成数据泄密等后果。

（4）数据存储的安全:是指数据库在系统运行之外的可读性。不加密的数据库容易造成信息和隐私的泄密,数据的防泄密涉及到计算机网络通信的保密、安全及软件保护等问题。

5. 医学影像数据的时间特性　按照产生时间的不同,医学影像数据可分为近(当)期数据、短期数据、长期数据。①近(当)期数据需要存储的数据量相对较小,但是这部分数据的访问频率高,查询、传输、浏览的数据量大,为此要求能够高速存储、调取、传输、显示近(当)期数据;②短期数据需要存储的数据量大,但是这部分数据的访问频率一般,为此要求存储容量大,可以高效率地存储、调取、传输、显示短期数据;③长期数据需要存储的数据量超大,但是这部分数据的访问频率低,为此需要海量的存储容量,可以安全、稳定地存储、调取、传输、显示长期数据,并需要进行数据备份。

6. 医学影像数据的存储 根据医学影像数据的特点,一般按时间进行分级存储。分级存储的核心是根据不同的分级选择不同的存储方式和介质(SSD 磁盘、光纤通道磁盘、SATA 磁盘、SAS 磁盘、SCSI 磁盘和磁带库),不同介质之间的数据可以进行迁移。

(1)影像信息的分级存储:影像信息系统根据存储时间的需要,分为在线存储、近线存储、离线备份存储等三级。

(2)数据安全防护技术:①磁盘阵列技术;②双机热备容错;③集群;④磁盘镜像;⑤数据备份;⑥数据迁移;⑦数据库加密;⑧异地容灾。其中,数据备份是容灾的基础,是指为防止系统出现操作失误或系统故障导致数据丢失,而将全部或部分数据集合从应用主机的硬盘或磁盘阵列复制到其他的存储介质的过程。

(3)隐私保障的主要技术:身份鉴别、加密服务、访问控制服务、数字签名服务、安全审计服务、匿名化服务等。

7. 数据加密算技术 数据加密技术是最基本的安全技术,被誉为信息安全的核心,最初主要用于保证数据在存储和传输过程中的保密性。加密就是原始信息数据(明文)通过一定的加密算法转换为完全掩盖了原始数据的信息数据(密文),反过来的过程被称为解密。常用的数据加密算法有对称加密算法、非对称加密算法,可以广泛用于数据加密、身份认证和数据安全传输。前者也被称为私钥密码体系;后者也被称为公钥密码体系,因该算法拥有两个密钥,故特别适用于分布式系统中的数据加密。

8. 身份认证 身份认证是用户在访问系统资源,使用系统服务时,系统验证识别用户身份是否真实、合法且唯一的过程。该过程是信息系统的安全防御大门,是整个系统中最为基本、最为重要的安全服务,是整个信息安全体系的基础。常用的身份认证技术有:①静态密码(static passwords);②智能卡(smart card);③动态口令(dynamic password);④USB key 等。

9. 电子签名(electronic signatures) 依据我国颁布的《中华人民共和国电子签名法》,可靠的电子签名已具有与手写签名、盖章同等的法律效力。电子签名是指数据电文中以电子形式所含、所附用于识别签名人身份,表明签名人认可其中内容的数据。数据电文是指采用电子、光学、磁或者类似方式生成、发送、接收或者存储的信息。

(十一)服务器及网络服务的运行监控与系统维护

1. 服务器的运行监控与系统维护

(1)服务器的运行监控:服务器实时监控工具软件基于 Windows 系统,采用客户端/服务器(client/server)模式。其中,client 客户端安装在受监控的服务器上,server 服务器端安装在网络管理员的计算机上。网络管理员通过 server 端获知受监控服务器的运行状态,在服务器异常时(如服务器意外宕机、存储空间不足、CPU 利用率过高等),收到 server端的短信报警信息。

(2)服务器运行监控的内容:包括①CPU 使用率的监控;②内存空闲率的监控;③进程数监控;④服务器进程信息(server process information)的监测;⑤日志文件监控;⑥web服务器监控;⑦数据库服务器监控;⑧盘符容量监控(drive capacity monitoring)等。

（3）服务器的维护：可以分为硬件系统维护和软件系统维护两种。①硬件系统的维护：主要包括增加、卸载、更换设备等，必须在完全断电、服务器接地良好的情况下进行设备的卸载和更换；②软件系统的维护：软件系统的维护是服务器维护工作量最大的部分，包括操作系统、网络服务、数据库服务、应用程序等方面的维护。

2. 网络服务的运行监控与系统维护

网络服务是指一些在网络上运行的、面向服务的、基于分布式程序的软件模块，均以7天×24小时的方式不间断地运行工作。

（1）网络服务的运行监控：网络服务监控的对象为：内外网连通情况；网络设备、网络宽带使用情况；网络流量、网络数据传输和网络服务异常情况等。网络服务的监控工作为：测试和记录内外网的连通情况；检查和记录网络设备的工作状况、网络宽带的使用情况、网络流量情况以及网络数据传输和网络服务情况等。

（2）网络数据传输出现异常的原因有：①基础网络出现异常；②服务器未开机或已宕机；③因防火墙拦截、病毒、木马攻击等导致服务端口不可用。

（3）网络服务监控原理 TCP/IP 协议族中有一个 Internet 控制报文协议（Internet control message protocol，简称 ICMP），用于在 IP 主机、路由器之间传递网络通不通、主机是否可达、路由是否可用等网络本身的消息。当遇到 IP 数据无法访问目标、IP 路由器无法按当前的传输速率转发数据包等情况时，会自动发送 ICMP 消息。因此，对于客户端发出的每一个建立网络连接或者申请服务使用的资源请求都会得到一个 ICMP 的响应消息或者服务端返回的响应消息，通过分析 ICMP 响应消息中的报文类型和响应代码值来判断数据在基础网络中传输时出现了何种异常，便可判断网络服务是否处于正常运行状态，进而做出处理。

（4）网络服务运行状态的监控：由网络服务 URI 库、资源请求包装器、响应处理器、网络服务控制器、配置信息、日志管理器和即时通信组件等模块组成。

三、习　　题

（一）名词解释

1. 数据备份
2. 灾难恢复
3. 宕机
4. 访问控制
5. 身份认证

（二）填空题

1. 数字化医学影像科是在＿＿＿＿＿＿＿＿、＿＿＿＿＿＿＿＿＿＿以及＿＿＿＿＿＿＿＿三大平台支撑下所构成的平台科室，采用＿＿＿＿＿＿替代复杂的人工操作，具有＿＿＿＿＿和＿＿＿＿＿的优势，形成一个＿＿＿＿＿的医学影像信息环，极大地提高了工作效率。

2. 数字影像成像质量管理的技术要求:① _____ ;② _____ ;③ _____ 。

3. 区域卫生信息平台存储架构设计的数据存储模式有 _____ 、 _____ 和 _____ 。

4. 根据病历自身情况和价值不同,把住院病历分为 __ 级。科研教学病案属于 __ 级病案,应当 ____ 保存;死亡病案属于 __ 级病案,应当 ____ 保存。

5. 医学影像数据的存储形式包括 _____ 、 _____ 和 _____ 等。

6. 医学影像数据的备份方案有以下三种:① _____ ;② _____ ;③ _____ 。其中,恢复时间最短的方案是 _____ 。

7. 医学影像信息数据迁移中常用的方法有 _____ 法、 _____ 法和 _____ 法。

8. 宕机主要包括 _____ 和 _____ 两大类。前者由 _____ 、 _____ 、 _____ 、 _____ 、 _____ 等引起。

9. 为了减少宕机,应该确保 _____ 正常运行、 _____ 正确配置,且不存在 _____ 。

10. 信息安全管理包括 _____ 、 _____ 、 _____ 、 _____ 、网络防火墙以及物理、系统、网络与应用的安全标准规范等内容。

11. 按照产生时间的不同,医学影像数据可分为 _____ 、 _____ 。根据存储时间的需要,影像信息的存储可以分为如下三级: _____ 、 _____ 、 _____ 。

12. _____ 是信息安全最重要的目的,主要包括 _____ 、 _____ 、 _____ 、 _____ 等多个方面。

13. 常用的身份认证技术有:① _____ ;② _____ ;③ _____ ;④ _____ 等。

14. 服务器实时监控工具软件基于 _____ 系统,采用 _____ 模式。其中, _____ 安装在受监控的服务器上, _____ 安装在网络管理员的计算机上。

15. 服务器更换设备时,必须在 _____ 、 _____ 的情况下进行。

(三) 单项选择题

【A₁ 型题】

1. 医学影像信息系统的用户角色有
   A. 6 类　　　　　　　　B. 7 类　　　　　　　　C. 8 类
   D. 9 类　　　　　　　　E. 10 类

2. 以下医学影像信息系统的用户角色中,**不包括**
   A. 影像工程师　　　　　B. 影像登记保管员　　　C. 放射治疗技师
   D. 放射治疗物理师　　　E. 受检者家属

3. 以下医学影像信息系统的用户角色中,**不包括**
   A. 影像工程师　　　　　B. 放射治疗医师　　　　C. 放射治疗技师
   D. 放射治疗护士　　　　E. 放射治疗物理师

4. 以下身份中,属于医学影像信息系统用户角色的是
   A. CT 机厂家工程师　　　B. MRI 机厂家工程师　　C. DSA 厂家工程师
   D. PACS 厂家工程师　　　E. DR 厂家工程师

5. 具有召回已审核签发报告权限的是
   A. 影像诊断医师　　　　　B. 临床医师　　　　　C. 影像技师
   D. 影像护士　　　　　　　E. 影像登记保管员

6. 电子申请单医嘱内容中，**不包括**
   A. 受检者爱好　　　　　　B. 检查目的　　　　　C. 检查部位
   D. 检查类型及其项目　　　E. 检查禁忌

7. 临床医师开出影像检查电子申请单医嘱的系统为
   A. RIS　　　　　　　　　B. HIS　　　　　　　C. HIE
   D. PACS　　　　　　　　E. WORD

8. 以下影像检查类型中，**不包括**
   A. X 线摄影　　　　　　　B. CT　　　　　　　C. MRI
   D. 数字胃肠造影　　　　　E. 动态心电图

9. 执行影像学检查的角色是
   A. 影像诊断医师　　　　　B. 临床医师　　　　　C. 影像技师
   D. 影像护士　　　　　　　E. 影像登记保管员

10. 以下影像技师的责任中，**不包括**
    A. 遵照临床医嘱　　　　　　　B. 遵照设备规范
    C. 遵照影像技术规范　　　　　D. 遵照受检者要求
    E. 优选影像技术

11. 增强检查前进行药物准备的角色是
    A. 影像诊断医师　　　　　B. 临床医师　　　　　C. 影像技师
    D. 影像护士　　　　　　　E. 影像登记保管员

12. 定期检查抢救车药品、器械有效期并做好记录的角色是
    A. 影像诊断医师　　　　　B. 临床医师　　　　　C. 影像技师
    D. 影像护士　　　　　　　E. 影像工程师

13. 影像技师完成影像检查的依据除了临床医师的影像检查医嘱外，还应
    A. 听从受检者的要求　　　　　B. 听从受检者家属的要求
    C. 遵照影像检查的规范要求　　D. 根据影像技师的个人爱好
    E. 取决于影像技师的技术水平

14. 根据受检者情况综合判断分析，具有暂停、改期或者建议取消当前影像学检查申请权限的角色是
    A. 影像诊断医师　　　　　B. 影像技师　　　　　C. 影像护士
    D. 影像工程师　　　　　　E. 信息技术工程师

15. 具有数字证书发放、更新、吊销权限的角色是
    A. 影像诊断医师　　　　　B. 信息技术工程师　　C. 影像技师
    D. 临床医师　　　　　　　E. 影像工程师

16. 影像工程师的职责中，**不包括**
    A. CT 室设备维修　　　　　B. MRI 室设备维修　　C. DSA 室设备维修
    D. 设备科 X 线摄影设备维护　E. 医学影像信息系统电子认证证书管理

17. 受检者到医疗机构就诊,最初登记其基本信息的系统是
    A. DSS   B. HIS   C. RIS
    D. PACS   E. MWL

18. 数字化医学影像科的服务理念中,不包括
    A. 以受检者为中心   B. 以质量为核心   C. 提高经济效益
    D. 缩短候检时间   E. 及时发布医学影像诊断报告

19. 影像成像服务质量的量化评价指标中,不包括
    A. 平均划价预约登记操作时间   B. 平均候检时间
    C. 平均检查时间   D. 平均阅片报告时间
    E. 平均经济成本

20. 影像检查时,受检者承担的责任中,不包括
    A. 客观讲述病情   B. 客观讲述注射对比剂后的不适
    C. 服从影像检查的指导   D. 服从影像检查的指令
    E. 隐瞒自己的隐私

21. 现代医学影像科良好运行的基本要素是
    A. 人员   B. 设备   C. 地理位置
    D. 人员与设备   E. 地理位置与设备

22. 《电子病历基本规范(试行)》颁布于
    A. 2008 年   B. 2009 年   C. 2010 年
    D. 2011 年   E. 2012 年

23. 我国民法规定权利的最长保护期限为
    A. 10 年   B. 15 年   C. 20 年
    D. 25 年   E. 30 年

24. 以非结构化的数据形式存在的是
    A. 索引数据   B. 路由数据   C. 架构数据
    D. B 超影像   E. 交换数据

25. 个人健康档案信息数据的存储模式有
    A. 两种   B. 三种   C. 四种
    D. 五种   E. 六种

26. 住院病历分为
    A. 两级   B. 三级   C. 四级
    D. 五级   E. 六级

27. 以下个人健康档案信息中,不涉及个人隐私的是
    A. 年龄   B. 属相   C. 家庭住址
    D. 联系方式   E. 经济状况

28. 我国个人健康档案信息隐私保护的政策法规最早制定于
    A. 1996 年   B. 2000 年   C. 2005 年
    D. 2008 年   E. 2010 年

29. 受检者死亡病案属于

A. 一级病案　　　　　　B. 二级病案　　　　　　C. 三级病案

D. 四级病案　　　　　　E. 五级病案

30. 医学影像数据备份方案中,恢复时间最短的是

A. 完全备份　　　　　　B. 增量备份　　　　　　C. 差分备份

D. 完全备份与增量备份组合　　E. 增量备份与差分备份组合

31. 医学影像数据备份方案中,恢复最方便的是

A. 完全备份　　　　　　B. 增量备份　　　　　　C. 差分备份

D. 完全备份与增量备份组合　　E. 完全备份与差分备份组合

32. 个人健康档案信息数据形式有

A. 两类　　　　　　　　B. 三类　　　　　　　　C. 四类

D. 五类　　　　　　　　E. 六类

33. 下列个人健康档案信息数据采取文件方式存储,**不包括**

A. 索引数据　　　　　　B. X 线摄影影像　　　　C. CT 影像

D. B 超影像　　　　　　E. MRI 诊断报告

34. 在下列个人健康档案信息中,与其中四项数据形式不同类型的是

A. 个人基本信息　　　　B. DR 诊断报告　　　　C. CT 影像

D. MR 影像　　　　　　E. B 超影像

35. 基于个人健康档案的区域卫生信息平台建设中最关键的是

A. 数据　　　　　　　　B. 系统　　　　　　　　C. 容量

D. 人员　　　　　　　　E. 政策

36. 适合以文件方式进行存储的数据形式是

A. 索引数据　　　　　　B. 路由数据　　　　　　C. 架构数据

D. 交换数据　　　　　　E. DICOM 文档

37. 适合以文件方式进行存储的数据形式是

A. B 超报告　　　　　　B. 路由数据　　　　　　C. 架构数据

D. 交换数据　　　　　　E. 索引数据

38. 门(急)诊病历档案的保存主体是

A. 患者　　　　　　　　B. 医疗机构　　　　　　C. 政府机构

D. 中介机构　　　　　　E. 社区

39. 从我国民法规定权利的最长保护期来看,门(急)诊病历的保存期限是

A. 10 年　　　　　　　　B. 15 年　　　　　　　　C. 20 年

D. 25 年　　　　　　　　E. 30 年

40. 属于软销毁技术的是

A. 消磁技术　　　　　　B. 热销毁技术　　　　　C. 物理销毁技术

D. 数据覆盖技术　　　　E. 文件格式化

41. 影像数据备份的最终目的是为了

A. 存储数据　　　　　　B. 压缩数据　　　　　　C. 还原数据

D. 节省空间　　　　　　E. 黑屏恢复

42. 以下列出了可能出现灾难情况的几种主机原因,**不包括**

A. 数据磁盘故障　　　　　　　B. 物理损坏　　　　　　　C. 系统盘物理损坏

D. 系统配置记录文档不完整　　E. 操作系统不能启动

43. 在以下造成灾难性事故的硬件原因中，**不包括**

A. 磁盘损坏　　　　　　　　　B. 适配卡松动　　　　　　　C. 病毒感染

D. 电源插座接触不良　　　　　E. 电缆线故障

44. 当灾难发生时，能在最短时间内恢复系统正常运作的措施是

A. 灾难预防制度　　　　　　　B. 灾难演练制度　　　　　　C. 在线数据保护

D. 建立灾难恢复中心　　　　　E. 恢复操作系统

45. 在以下造成灾难性事故的硬件原因中，**不包括**

A. 磁盘损坏　　　　　　　　　B. 适配卡松动　　　　　　　C. 电缆线故障

D. 电源插座接触不良　　　　　E. 数据库参数设置不当

46. 以下软件故障造成的灾难性事故中，**不包括**

A. 系统参数设置不当　　　　　　　　B. 应用程序没有优化

C. 运行时系统资源分配不合理　　　　D. 病毒感染

E. 数据库参数设置不当

47. 以下关于人为原因造成的灾难性事故中，叙述错误的是

A. 这是最容易忽略的故障原因　　　　B. 这是最容易判断的故障原因

C. 一些关键系统配置文件的不当修改　D. 一些关键系统配置文件的不当删除

E. 一些关键系统配置文件的不当关闭

48. 灾难恢复模拟演练的周期是

A. 每年一次　　　　　　　　　B. 每年至少一次　　　　　　C. 每年两次

D. 每年至少两次　　　　　　　E. 每两年一次

49. 医学影像信息系迁移中遵循的标准是

A. DICOM 标准　　　　　　　　B. DICOM 2.0 标准　　　　　C. DICOM 3.0 标准

D. HL7 标准　　　　　　　　　E. WORD 标准

50. 医学影像信息系迁移中最棘手的问题是

A. 数据的一致性　　　　　　　B. 数据的异构性　　　　　　C. 数据的完整性

D. 数据的高效查询　　　　　　E. 数据查询的无缝设计

51. 医学影像信息系统升级时，数据迁移最优的方法是

A. 重新归档法　　　　　　　　　　　B. 数据接口法

C. DICOM 网关代理法　　　　　　　　D. 完全备份

E. 增量备份

52. 数据故障所致的宕机原因中，**不包括**

A. 存储硬件　　　　　　　　　B. 人为错误　　　　　　　　C. 硬件损坏

D. 站点故障　　　　　　　　　E. 数据库服务中断

53. 属于计划性宕机的是

A. 主机故障　　　　　　　　　B. 数据故障　　　　　　　　C. 人为错误

D. 数据损坏　　　　　　　　　E. 重新配置系统

54. 计划性宕机做为例行操作是指

A. 维护任务　　　　　　　B. 安装补丁　　　　　　C. 重新配置系统

D. 部署新设备　　　　　　E. 网络升级

55. 宕机后,首要解决的问题是

A. 立即重启操作系统　　　B. 区分宕机类型　　　　C. 启动应急方式

D. 立即报告主管部门　　　E. 执行系统预防性维护巡检制度

56. 以下是安全管控的具体措施,**不包括**

A. 设置源地址过滤　　　　　　　　B. 拒绝外部非法 IP 地址

C. 扫描所有插入 U 盘　　　　　　D. 关闭不需要的服务

E. 安全策略由防火墙集中管理

57. 医学影像信息系统发生宕机后,应向单位业务主管部门报告的时间是

A. 10 分钟内无法恢复的　　　　　B. 15 分钟内无法恢复的

C. 30 分钟内无法恢复的　　　　　D. 45 分钟内无法恢复的

E. 1 小时内无法恢复的

58. 接到紧急停电通知后,半小时内停止系统运行的顺序为

A. 先主机、次数据库、最后存储设备

B. 先主机、次存储设备、最后数据库

C. 先数据库、次主机、最后存储设备

D. 先数据库、次存储设备、最后主机

E. 先存储设备、次主机、最后数据库

59. 以下预防性维护巡检的内容中,**不包括**

A. 项目　　　　　　　　　B. 周期　　　　　　　　C. 时间

D. 人员　　　　　　　　　E. 职务

60. 网络设备的 PM 周期为

A. 每周 1 次　　　　　　　B. 每周 2 次　　　　　　C. 每周 3 次

D. 半月 1 次　　　　　　　E. 每月 1 次

61. 存储设备的 PM 周期为

A. 每周 1 次　　　　　　　B. 每周 2 次　　　　　　C. 每周 3 次

D. 半月 1 次　　　　　　　E. 每月 1 次

62. 服务器的 PM 周期为

A. 每周 1 次　　　　　　　B. 每周 2 次　　　　　　C. 每周 3 次

D. 半月 1 次　　　　　　　E. 每月 1 次

63. 操作系统的 PM 周期为

A. 每周 1 次　　　　　　　B. 每周 2 次　　　　　　C. 每周 3 次

D. 两周 1 次　　　　　　　E. 三周 1 次

64. 操作系统 PM 时,需同时进行 PM 的是

A. 存储设备　　　　　　　B. 服务器　　　　　　　C. 网络设备

D. 数据库　　　　　　　　E. UPS 供电系统

65. 数据库系统的 PM 周期为

A. 1 月　　　　　　　　　B. 2 月　　　　　　　　C. 3 月

D. 4 月   E. 5 月

66. 服务器应用管理软件的 PM 周期为
    A. 1 月   B. 2 月   C. 3 月
    D. 4 月   E. 5 月

67. 2012 年安装的 UPS, PM 周期为
    A. 3 月   B. 6 月   C. 9 月
    D. 12 月   E. 15 月

68. 杀毒软件服务器端的 PM 周期为
    A. 每周 1 次   B. 每周 2 次   C. 每周 3 次
    D. 两周 1 次   E. 三周 1 次

69. 医学影像信息系统中, PM 周期最短为
    A. 每周 1 次   B. 每周 2 次   C. 每周 3 次
    D. 两周 1 次   E. 三周 1 次

70. 医学影像信息系统中, PM 周期最长为
    A. 每周 1 次   B. 每月 2 次   C. 每季 3 次
    D. 每年 1 次   E. 每年 2 次

71. 计算机系统安全保护能力等级分为
    A. 3 个   B. 4 个   C. 5 个
    D. 6 个   E. 9 个

72. 计算机信息系统安全保护能力最强的是
    A. 1 级   B. 2 级   C. 3 级
    D. 4 级   E. 5 级

73. 网络安全防范和保护的主要核心策略是
    A. 身份认证技术   B. 加解密技术   C. 边界防护技术
    D. 访问控制技术   E. 主机加固技术

74. 信息安全最重要的目的是
    A. 数据安全   B. 隐私保障   C. 安全审计
    D. 访问控制   E. 检测监控

75. 容灾的基础是
    A. 双机热备容错   B. 集群   C. 数据备份
    D. 数据迁移   E. 数据库加密

76. 信息安全的核心是
    A. 双机热备容错   B. 数据加密技术   C. 数据备份
    D. 数据迁移   E. 集群

77. 医学影像信息系统安全服务的基础是
    A. 身份认证技术   B. 加解密技术   C. 边界防护技术
    D. 访问控制技术   E. 主机加固技术

78. 医学影像信息系统最基本的安全服务是
    A. 加解密技术   B. 边界防护技术   C. 身份认证技术

D. 访问控制技术　　　　　E. 主机加固技术

79. 以下服务器运行监控的内容中,**不包括**
 A. CPU 使用率　　　　　B. 内存空闲率　　　　　C. 网络异常
 D. 进程数监控　　　　　E. 服务器意外宕机

80. 以下服务器维护工作量最大的部分中,**不包括**
 A. 增加硬盘　　　　　　B. 操作系统　　　　　　C. 网络服务
 D. 数据库服务　　　　　E. 应用程序

81. 网络服务的方式是
 A. 5 天×8 小时　　　　　B. 6 天×8 小时　　　　　C. 7 天×8 小时
 D. 7 天×12 小时　　　　E. 7 天×24 小时

82. 以下网络监控的内容中,**不包括**
 A. 内外网连通情况　　　　　　　B. 网络设备使用情况
 C. 网络宽带使用情况　　　　　　D. 服务器进程信息
 E. 网络数据传输和网络服务异常情况

83. 网络数据传输出现异常的原因中,**不包括**
 A. 基础网络异常　　　　　B. 服务器未开机　　　　　C. 防火墙拦截
 D. 病毒、木马攻击　　　　E. CPU 使用超出范围

84. Internet 控制报文协议简称为
 A. ICM　　　　　　　　　B. ICP　　　　　　　　　C. ICMP
 D. CPU　　　　　　　　　E. ICPU

85. 以下网络服务运行状态监控的模块中,**不包括**
 A. 网络服务 URI 库　　　　B. 资源请求包装器　　　　C. 响应处理器
 D. 服务器　　　　　　　　E. 配置信息

【B 型题】
(86~87 题共用备选答案)
 A. 健康档案数据　　　　　B. 业务文档数据　　　　　C. ODS 数据
 D. 业务平台数据　　　　　E. 数据仓库

86. 区域卫生信息平台的基础是

87. 医疗活动产生的是
(88~89 题共用备选答案)
 A. 索引数据　　　　　　　B. 路由数据　　　　　　C. 架构数据
 D. 交换数据　　　　　　　E. B 超图

88. 适合以半结构化数据形式存在的是

89. 适合以非结构化数据形式存在的是
(90~91 题共用备选答案)
 A. 硬件故障　　　　　　　B. 人为错误　　　　　　C. 软件故障
 D. 病毒影响　　　　　　　E. 自然灾害

90. 灾难性事故的原因中,最容易忽略的故障原因

91. 灾难性事故的原因中,最复杂和多样化的原因

（92~93 题共用备选答案）

  A. 软件供应商的技术支持   B. 缺乏标准   C. 数据迁移方法

  D. 原有信息系统   E. 现有信息系统

92. 决定 PACS 数据迁移成败的因素是

93. PACS 数据迁移的瓶颈是

（94~95 题共用备选答案）

  A. 是否断电   B. 是否异常记录   C. 是否网络阻断

  D. 是否可以管理服务器   E. 是否有网络接口和本地网络配置异常

94. 分析宕机原因的以上步骤中，首要解决的问题是

95. 分析宕机原因的以上步骤中，最后解决的问题是

（96~97 题共用备选答案）

  A. 服务器   B. 存储设备   C. 网络设备

  D. 数据库系统   E. UPS

96. 以上单元中，PM 周期最长的是

97. 操作系统 PM 时，需同时进行 PM 的项目是

（四）简答题

1. 目前用于个人健康档案信息隐私保护的方法有哪些？各有什么特点？

2. 简述宕机的应急处理规范。

3. 简述预防性维护巡检的概念及意义。

4. 什么是电子签名？它具有什么法律效力？

四、参考答案

（一）名词解释

1. 数据备份：是指按事先设定的策略或人工操作对某一时间点的整个系统的医学影像信息数据等病历、病案资料或部分重要数据进行复制，从应用主机的硬盘阵列或者存储系统中复制到其他存储设备中的过程。

2. 灾难恢复：在发生灾难性事故的时候，利用已备份的数据或其他手段，及时对原系统进行恢复，以保证数据安全性以及业务的连续性。

3. 宕机：影像信息系统无法从一个系统错误中恢复过来，或系统硬件层面出问题，以致系统长时间无响应，而不得不重新启动系统的现象。

4. 访问控制：是网络安全防范和保护的主要核心策略，规定了主体对客体访问的限制，并在身份识别基础上，根据身份对提出资源访问的请求加以权限控制。

5. 身份认证：是用户在访问系统资源，使用系统服务时，系统验证识别用户身份是否真实、合法且唯一的过程。该过程是信息系统的安全防御大门，是整个信息安全体系的基础。

（二）填空题

1. 数字化医学影像成像设备　医学影像信息系统　医院信息系统　信息技术　数字化　信息化　闭环

2. 最佳影像　最小剂量　满足临床诊断需要

3. 集中式　分布式　联邦式

4. 三　一　永久　二　长期

5. 在线存储　近线存储　离线存储

6. 完全备份　增量备份　差分备份　完全备份

7. 重新归档　数据接口　DICOM 网关代理

8. 非计划性宕机　计划性宕机　主机故障　数据故障　存储故障　网络故障　人为错误　数据损坏　中心站点故障

9. 硬件　系统软件　网络故障

10. 数据安全　隐私保障　数据加密　身份认证　电子签名

11. 近（当）期数据　短期数据　长期数据　在线存储　近线存储　离线备份存储

12. 数据安全　数据本身的安全　防护的安全　处理的安全　存储的安全

13. 静态密码　智能卡　动态口令　USB key

14. Windows　客户端/服务器（client/server）　client 客户端　server 服务器端

15. 完全断电　服务器接地良好

（三）单项选择题

【A₁ 型题】

1. D　2. E　3. D　4. D　5. A　6. A　7. B　8. E　9. C　10. D　11. D　12. D　13. C
14. B　15. B　16. E　17. B　18. C　19. E　20. E　21. D　22. C　23. C　24. D
25. B　26. B　27. B　28. B　29. B　30. A　31. E　32. C　33. A　34. A　35. A
36. E　37. A　38. B　39. C　40. D　41. A　42. D　43. C　44. D　45. E　46. D
47. A　48. B　49. C　50. B　51. C　52. E　53. C　54. A　55. B　56. C　57. B
58. C　59. B　60. B　61. B　62. B　63. D　64. C　65. C　66. C　67. B　68. A
69. B　70. B　71. C　72. B　73. D　74. C　75. C　76. B　77. A　78. C　79. C
80. A　81. B　82. C　83. E　84. C　85. D

【B 型题】

86. A　87. B　88. D　89. E　90. B　91. C　92. A　93. B　94. A　95. B　96. E
97. A

（四）简答题

1. 目前用于个人健康档案信息隐私保护的方法有哪些？各有什么特点？

目前用于个人健康档案信息隐私保护的方法有：①通过限制用户对各类信息资源权限管理，防止越权使用资源，使各类数据在合法范围内使用；②数据分析、处理过程中隐藏敏感数据；③通过对数据的隐藏和泛化等操作来保护隐私的匿名化技术等。

从目前的状况上来看,基于访问控制的技术效率较高,但是灵活性较差;基于加密的技术能保证最终数据的准确性和安全性,但计算开销较大;而匿名化技术则可以在效率和数据的准确性之间达到平衡。

2. 简述宕机的应急处理规范。

宕机的应急处理规范为:①正确判断宕机类型,如果是计划性宕机,必须在预定时间内完成,如果是非计划性宕机,要善于从宏观的角度观察现象、思考问题,其原因很大程度上是人为错误或未按既定流程运行;②立即启动应急预案;③健全报告制度,发生宕机后,15分钟内无法恢复的,应向单位业务主管部门和信息部门报告;30分钟以上无法恢复的,应向分管业务的院级领导报告;④严格执行系统预防性维护巡检制度。

3. 简述预防性维护巡检的概念及意义。

预防性维护巡检(preventive maintenance,PM)是指采取一些必要的手段和措施,及时发现医学影像信息系统可能存在的危险和不安全因素,采取相应措施加以预防的一种新的系统管理方法。

预防性维护巡检(preventive maintenance,PM)的意义:它强调工程人员的职责不仅仅是维修设备,还包括对其进行评估、测试及周期性维护。因此,医学影像信息系统 PM 在及时了解和掌握其性能状况,发现和排除可能引起故障的隐患,并确保其处于安全、最佳的工作状态具有重要意义。

4. 什么是电子签名?它具有什么法律效力?

电子签名是指数据电文中以电子形式所含、所附用于识别签名人身份,表明签名人认可其中内容的数据。依据我国颁布的《中华人民共和国电子签名法》,可靠的电子签名已具有与手写签名、盖章同等的法律效力。

第五章 | 企业架构与医学影像工作流

一、学 习 目 标

1. 掌握 企业架构与医学影像工作流的概念。

2. 熟悉 企业级医学影像信息系统建设面对的挑战；企业架构及其在医学影像信息化中的应用；医学影像工作流。

3. 了解 企业与企业级的基本概念；管理的复杂性；避免重复建设及信息孤岛现象；信息化与信息系统生命周期以及医疗机构业务发展的协同一致；降低信息化风险带来的投资失误；企业信息化特点；企业架构的内容；企业信息化架构规划方法；TOGAF 架构；医学影像信息系统架构设计规划实践；医学影像工作流分析与测试；工作流的优化增强及瓶颈。

二、重点和难点内容

（一）企业架构的概念及内容

1. 企业架构的概念 企业架构（enterprise architecture，EA）是指对企业事业信息管理系统中具有体系的、普遍性的问题而提供的通用解决方案，更确切地说，是基于业务导向和驱动的架构来理解、分析、设计、构建、集成、扩展、运行和管理信息系统。

2. 企业架构的内容 企业架构主要由业务架构和 IT 架构组成。

（二）企业级医学影像信息系统建设面对的挑战

1. 企业与企业级的基本概念

（1）企业（enterprise）：是信息技术领域的通用术语。企业是指拥有共同目标的组织的集合。

（2）企业级应用：是指那些为大型企业而创建并部署的信息系统解决方案及应用。

（3）企业级应用的医学影像信息系统：引入企业级信息系统的概念和方法，分析、设计、构建、集成、扩展、运行和管理企业级医学影像信息系统，以求能够突破影像科室之间、影像科室与临床科室之间、甚至医疗机构之间的界限，集成医学影像信息系统与医院内部各业务信息管理系统，整合医学影像与医疗、保险、支付、管理、互联网服务等业务，从而建设稳定、安全、高效、企业级应用的医学影像信息系统。

2. 管理的复杂性 ①人员管理难度大；②资源管理难度大；③集成整合难度大；④经验总结难度大；⑤业务评价难度大。

3. 避免重复建设及信息孤岛现象

一般主动发起建设医学影像信息系统的大型医疗机构,都具有相当的诊疗服务实力、专业人力资源实力、技术装备实力与经济实力,并且其临床诊疗业务需要依托医学影像信息系统的支撑与支持。但是,在若干年的发展之后,总会碰到一个发展到一定规模后的升级与集成的发展瓶颈问题。这些问题实际上就是在预警并提醒医疗机构的信息化发展已经与其实际业务发展出现了不协调。需要尽早建立一个强大的平台来整合、融合、集成医学影像工作流与资源,打破医疗机构内部的信息孤岛壁垒,用信息化推动医疗业务和医疗管理优化与集成整合,避免重复建设、反复建设与信息孤岛现象。

4. 信息化与信息系统生命周期以及医疗机构业务发展的协同一致

(1)信息化与信息系统生命周期的协同一致;

(2)信息化与医疗机构业务发展的协同一致;

(3)医疗机构信息化建设中面临的问题。

5. 降低信息化风险带来的投资失误

医学影像信息系统项目中常见的项目管理失误有:①资源分配失调;②项目管理流程复杂;③项目变更的动态管理缺失;④忽视信息化风险;⑤IT 黑洞等。

在医疗机构的医学影像信息系统项目建设过程中,遇到的最常见问题是事先没有做"顶层"架构规划以及"中层"流程优化,而是盲目"底层"IT 建设或者重复建设,甚至反复建设,导致医学影像信息系统建设出现"只见树木,不见森林"的现象,这样做的结果是信息系统相互隔离,系统的功能相互重叠,数据多次重复录入,有些信息系统甚至不符合实际业务的本地化需求,应用推广的难度可想而知。有的医疗机构遇到上述问题时,只是简单地采用系统集成技术或干脆推倒、更换重来的方式试图修复、弥补上述问题,这样做势必需要更大的资金投入,并且不能从根本上解决问题。

企业架构能够为企业级医学影像信息系统的项目建设提供"顶层架构设计"、"中层优化再造"、"底层模块开发"的解决之道,它能够最大限度地将"底层"IT 技术和"顶层"发展战略以及"中层"业务流程的优化与再造相融合,最终达到减低成本、提高效率,减少风险、提升核心价值的目的,实现无边界医学影像信息流的管理目标,有效地避免由此带来的信息化风险与投资失误。

(三)企业架构及其在医学影像信息化中的应用

1. 企业信息化特点、企业架构的内容

(1)企业信息化;

(2)企业从传统向现代化的转变;

(3)企业信息化的内涵;

(4)企业级医疗信息化的主要内容。

充分考虑信息技术的应用以及医疗机构内外环境变化对医疗机构运营模式及其相应的管理模式的影响,尽可能合理构建起医疗机构的业务流程和管理流程,在此基础上结合医疗机构发展规划完善医疗机构组织结构、管理制度等。

2. 企业信息化架构规划方法

(1)企业信息化架构:是从 IT 角度对企业架构的一种描述,关注企业信息化战略规划

到实施的过程,综合反映企业的"人财物,产供销"在信息视角上的有效集成和统一。

(2)企业信息化架构规划方法:一般采用"自上而下"的规划、"自下而上"的实施。传统的企业系统规划法(business system planning,BSP)是 IBM 在 20 世纪 70 年代提出的,其核心思想是通过对企业自上而下的目标识别和细分,分析企业战略、业务流程和数据资源,然后再自下而上地进行数据建模、系统结构设计,以支持企业目标的实现。然而,BSP 缺少对企业架构规划的整体考虑、缺少对企业目标和系统目标的一致性考虑,开放组体系结构框架(TOGAF)较好地解决了这一问题,将企业信息化架构设计和规划过程统一到以需求为中心的持续改进过程中。

3. TOGAF 架构 开放组架构框架(the open group architecture framework,TOGAF)是由欧洲共同体(欧盟的前身)的 IT 协会 the open group(开放组)开发的一个企业架构框架理论。

4. 医学影像信息系统架构设计规划实践

(1)医学影像信息化的三个阶段:从医学影像信息系统生命周期角度来看,医学影像信息化可以分为三个阶段,即规划、建设实施、运维。

(2)医学影像信息化的架构原则、愿景与需求:结合 TOGAF 的内容框架以及架构开发方法(ADM),在医学影像信息化规划阶段:医疗机构要在理解自身的发展战略与医学影像业务的基础上,完成架构原则、愿景、需求的调研、分析、设计工作;

(3)医学影像业务架构:结合 TOGAF 的内容框架以及架构开发方法(ADM),贯彻医疗机构及医学影像科室的业务战略,创建符合医学影像业务需求的业务架构,业务架构驱动信息系统架构中的应用。

(4)医学影像信息系统架构:医学影像信息系统架构实现从影像业务模式向影像信息模型的转变、影像业务需求向影像信息功能的映射、医疗机构基础数据向医疗机构信息的抽象,从而建立面向对象的企业信息模型。医学影像信息系统架构包含应用架构和数据架构两个部分。

(5)医学影像信息系统技术架构:医学影像信息系统的技术架构主要阐述医学影像信息化应用支撑软件和硬件彼此之间的关系及设计原理,是实现其应用架构的底层技术基础结构,通过软硬件技术、网络技术、信息安全技术间的相互作用,保障医疗机构医学影像信息化应用的执行和运转。医学影像信息系统技术架构分为安全区、应用服务区和存储区等三个区域。

(6)医学影像信息系统架构实现:对信息系统架构和技术架构进行可行性评估,并结合现有的信息化基础,给出医疗机构医学影像信息化建设适应性改造和解决方案。在可行性评估、适应性改造和实施方案的基础上,研究不同应用实施的优先权、相互依赖程度、迁移费用、收益等,并形成具体的系统迁移计划。实施治理制定医学影像应用信息化规划实施过程中 IT 治理建议,通过建立架构约束来管理所有实施和部署的过程,以确保各个医学影像应用与总体架构的一致性。架构变更管理关注医疗机构的医疗业务环境、技术发展、网络和安全等方面的需求,为是否启动新的架构规划周期提供决策。

(四)医学影像工作流

1. 医学影像工作流的概念、分析与测试

医学影像工作流(medical imaging workflow)这里讨论的医学影像工作流指的是医疗

机构中影像科室工作人员在工作正常运转时所需执行的步骤以及这些工作步骤之间的关系;是对医学影像工作流程及其各操作步骤之间业务规则的抽象、概括描述;是医学影像业务过程的部分或整体在计算机应用环境下的自动化。

2. 工作流的优化增强及瓶颈

为提升管理水平、服务水平和医疗质量,影像科室每个影像业务工作环节的工作流都需要根据业务的发展变化不断地优化,并在工作流和信息系统两个层面上都需要完成个性化定制工作。即使在某种特定环境下已经优化好的工作流程,当工作环境出现调整和改变时,其工作流可能就已经不再适用。工作流的优化需要在用户、设备、临床专业科室、影像科室、医疗机构内部、医疗机构之间等多个水平层面上充分进行工作流对比分析,并针对其特点,实施个性化的工作流定制。

工作流瓶颈指的是整个工作流程中最没有效率的部分,该部分决定了整个工作流程效率所能达到的最大值。工作流瓶颈的典型表现是重复的步骤、纸质凭据、手动数据录入、任务转换。

三、习　　题

（一）名词解释

1. PACS
2. ETL
3. TOGAF
4. 数据仓库
5. 工作流

（二）填空题

1. 医学影像系统其主要用来解决＿＿＿＿＿＿、＿＿＿＿＿＿、＿＿＿＿＿＿、＿＿＿＿＿＿、＿＿＿＿＿＿5个方面的问题。

2. PACS系统中每天都要产生大量信息与海量数据,其存储方式可分为＿＿＿＿＿和＿＿＿＿＿两种。

3. PACS系统使用的网络传输协议为＿＿＿＿＿＿与＿＿＿＿＿＿。

4. DICOM是＿＿＿＿＿＿＿＿＿＿＿的英文缩写,其中文含义是＿＿＿＿＿＿＿＿＿＿＿。

（三）单项选择题

【A₁型题】

1. 下列哪一个是影像系统中各计算机设备间数据通信所依赖的主要技术标准
   A. ICD10 　　　　　　B. DICOM3.0 　　　　　　C. HL7
   D. TCP/IP 　　　　　　E. MODEM

2. PACS系统中,有关其工作流管理进程的说法正确的是
   A. Pre-fetching:根据特定的规则和逻辑将影像序列自动地送往某一指定的位置

    B. Auto-routing：自动将特定患者的历史影像数据迁移至优化的位置

    C. Pre-loading：依据预设的规则自动地将特定患者的影像序列提取到本地

    D. Pre-routing：根据特定的规则和逻辑将影像序列自动地送往某一指定的位置

    E. Auto-fetching：自动将特定患者的历史影像数据送往某一指定的位置

3. PACS 主要组成**不包括**

    A. X 线机   B. 图像信息的获取

    C. 图像信息的传输   D. 图像信息的存储与压缩

    E. 图像信息的处理

4. 影像系统网络结构主要部件**不包括**

    A. DICOM 服务器   B. 数据库系统   C. 光盘库

    D. 通信网络   E. 终端

（四）简答题

1. PACS 系统可分为哪几种类型？有什么特征？

2. 企业管理架构的优化与创新应该解决好哪些结构？

四、参考答案

（一）名词解释

1. PACS 是 picture archiving and communication systems 的缩写，意为影像归档和通信系统。它是应用在医院影像科室的系统，主要的任务就是把日常产生的各种医学影像（包括核磁，CT，超声，各种 X 光机，各种红外仪、显微仪等设备产生的图像）通过各种接口（模拟，DICOM，网络）以数字化的方式海量保存起来，当需要的时候在一定的授权下能够很快的调回使用，同时增加一些辅助诊断管理功能。

2. ETL 是英文 extract transform load 的缩写，用来描述将数据从来源端经过抽取（extract）、转换（transform）、加载（load）至目的端的过程。

3. 开放组体系结构框架（TOGAF）是一个行业标准的体系架构框架，它能被任何希望开发一个信息系统体系架构在组织内部使用的组织自由使用。

4. 数据仓库，英文名称为 data warehouse，可简写为 DW 或 DWH。数据仓库，是为企业所有级别的决策制定过程，提供所有类型数据支持的战略集合。

5. 工作流（workflow），指"业务过程的部分或整体在计算机应用环境下的自动化"。是对工作流程及其各操作步骤之间业务规则的抽象、概括描述。

（二）填空题

1. 医学影像的采集和数字化   图像的存储和管理   数字化医学图像高速传输   图像的数字化处理和重现   图像信息与其他信息集成

2. 在线存储   离线存储

3. TCP/IP   DICOM

4．Digital imaging and communications in medicine　医学数字成像和通信标准

（三）单项选择题

【A₁型题】

1．B　2．C　3．A　4．E

（四）简答题

1．PACS系统可分为哪几种类型？有什么特征？

（1）以影像设备之间的图像通信和存储为系统建设目标而构建的PACS　这是一种局限于单一医学影像部门或影像子专业单元范围内的PACS系统，在医学影像学科内部分地实现影像的数字化传输、存储和图像显示功能。也称为微型PACS（Mini PACS）或设备级PACS。目前的CR/PACS、DR/PACS均属于这一类。

（2）以实现影像科室的数字化诊断为建设目标而构建的PACS　这一层次的PACS系统将一个影像科室内所有影像设备连接，对其图像做集中存储，实现科室内影像数字化诊断与不同设备的图像资源及相关信息的共享。

（3）为满足以数字化诊断为核心的医院整个影像工作管理全过程而构建的PACS　这一层次的PACS人们称之为Full PACS，又称为Hospital PACS（全院整体化PACS）。系统将医院所有影像设备连接互动，实现全院不同设备的图像资源及相关信息的共享。

2．企业管理架构的优化与创新应该解决好哪些结构？

（1）职能结构：一项业务的成功运作需要多项职能共同发挥作用，因此在管理架构设计时首先应该确定企业经营到底需要哪几个职能，然后确定各职能间的比例与相互之间的关系。

（2）层次结构：即各管理层次的构成，也就是企业在纵向上需要设置几个管理层级。

（3）部门结构：即企业各管理部门的构成，也就是企业在横向需要设置多少部门。

（4）职权结构：即各层次、各部门在权力和责任方面的分工及相互关系。

一、学习目标

1. 掌握 经济效益评估模型的计算公式,项目实施前的管理优化,验收测试的概念,与医学影像成像设备间 DICOM 连接接口设置的关键参数。

2. 熟悉 经济效益评估模型的原理及其适用范围,项目实施前的准备及工作流程,项目规划建议书包含的关键内容,验收测试的意义及其成员,系统集成与接口的验收测试,医学影像信息系统的影像存储与归档,常用的项目管理工具。

3. 了解 项目需求分析与评估、系统架构论证设计及项目申请与预算制定的具体内容,工作站功能的验收测试,医学影像显示器的验收测试,项目团队建设。

二、重点和难点内容

(一)经济效益评估

在与医疗机构管理者评估和论证医学影像信息系统的投资回报时间表时,需要扩展评估涉及的范围,建立完善的经济效益评估模型,从整个医疗机构的角度论证,而不局限在影像科一个部门。合理的投资回报时间一般 3 年~5 年。

1. 住院日减少模型 住院日减少模型适用于全院级医学影像集成信息系统的效益评估,是快速投资回报的理论依据。

(1)原理:该模型依据是医学影像信息系统的应用,及其与 HIS 的集成提高了影像技师、影像医师和临床医师之间的影像数据信息沟通传输效率,从而缩短受检者的平均住院日,年收治住院人数提升,医疗机构经济效益相应增加,同时受检者支出也会有一定减少,产生良好的社会效益。

(2)公式:①医疗机构医学影像信息系统增加住院收入=病床数×平均床位使用率×影像检查人数比例×〔(年工作日/医学影像信息系统住院日)−(年工作日/原平均住院日)〕×人均支出。②受检者节省住院基本生活支出=病床数×平均床位使用率×影像检查人数比例×(年工作日/医学影像信息系统住院日)×人均日基本支出×平均住院日缩减天数。

2. 胶片节省模型

胶片节省模型适用于影像科小型医学影像信息系统以及全院级医学影像集成信息系统的效益评估,是长期投资回报的理论依据。

(1)原理:将传统模式下医疗机构留底归档保存的影像存储在医学影像信息系统的

高速磁盘阵列中,或存储在磁带库等长期归档存储设备中,实现医疗机构内部影像归档、管理、浏览、报告、会诊等业务流程的电子化,降低运营成本。同时,减少医用激光胶片打印机的磨损;减少照片存储归档占用的病案室空间。

(2)公式:实际节省胶片归档保存费用=年实际工作日×日均检查人数×(人均胶片数/2)×胶片价格-[(年实际工作日×日均检查人数)/每单位存储介质可存储受检者数量]×每单位存储介质价格

3. 等效工作时间减少模型 等效工作时间减少模型主要适用于全院级医学影像集成信息系统的效益评估,是医学影像信息系统中长期间接投资回报的理论依据。

(1)原理:医学影像信息系统提高了临床医师和影像医师的协同工作效率,意味着在每日检查工作量不变的前提下,等效工作时间相应减少了,只需聘请较少的医师就能完成同样工作量的医疗工作,为医疗机构节省人力资源开支。

(2)公式:每年节省人力资源开支=医师总数×与影像科室有医疗工作关系比例×工作效率提高比例×人均年工资

(二)项目实施前准备

项目实施前的准备包括项目调研评估、管理的优化与流程重构、项目需求分析、系统架构论证设计项目规划建议书、项目申请与预算制定等。

1. 项目调研评估 包括调研整体情况,并进行业务评估和技术评估。

(1)业务评估:主要包括①有哪些影像科室;②影像科室内部业务流程;③影像科室在医疗机构的相关工作流程;④不同影像科室的特点;⑤各个影像科室的设备、型号、使用情况;⑥受检者就诊量与分布特点;⑦每个检查机房住院受检者及门诊受检者的拍片量;⑧每个检查机房负责的住院受检者床位数量。

(2)技术评估:技术评估是对医疗机构信息化的全面了解,包括:①院内信息系统架构图;②信息化基础实施情况;③工作站数量;④设备接口情况;⑤与各个影像成像系统相关的信息系统情况;⑥信息交互方式。

2. 管理优化 需对以下全面评估:①提高医疗质量控制水平,降低误诊率;②采用电子签名认证技术,保障电子医疗文件的合规性和合法性;③受检者标识的统一管理,保护受检者的隐私;④优化门诊、急诊、住院影像检查流程,方便受检者就医;⑤提升受检者满意度,实施影像检查电子申请单、自动划价、网络预约、自助登记到检、自助领取影像照片和诊断报告等;⑥方便技师、医师、护士的操作,能得到更多有用的受检者信息;⑦提升医疗集团的系统互操作性,实现多院区协同工作;⑧提高数据信息和影像的质量,为科研教学奠定基础。

3. 工作流程 包括①受检者登记和检查流程;②受检者拍片和取片流程;③影像科室医师诊断报告书写与审核流程;④影像诊断报告生成流程。

4. 项目规划建议书 应包含五个关键部分如下:

(1)财务要求:①医学影像信息系统效益评估模型和评估结果;②分项报价;③合同细节,如付款方式、付款期限等。

(2)系统维护保修:①系统维护保修范围和期限,以及在此期间内的可用升级;②系统维护保修内容细节;③供应商的系统维护保修条款细节与之前的实施安装计划一致。

（3）数据安全：①符合 HIPAA 标准和法规；②冗余备份和故障修复技术。

（4）其他附加信息和要求：①符合国家法规要求，包括具有中国医疗器械产品注册证书，以及软件著作权证书等；②供应商提供公司运营相关信息。

（5）项目可行性分析。

（三）验收测试

1. 医学影像信息系统的验收测试（acceptance test）　简称验收测试，是一种评估医学影像信息系统性能、发现漏洞和系统可及性的方法，可作为合同规定和付款节点的证明。验收测试需要检验医学影像信息系统与影像成像设备的数据接口，以及与各个影像科室的流程接口。验收测试是医学影像信息系统的技术性评估，可以表明该系统是否已具备投入临床使用的技术条件。成功的验收测试需要供应商和客户一起合作，并就测试流程达成一致。验收测试小组的成员应当包括影像医师、技师、护士、登记保管员、医学影像信息系统管理员、IT 工程师、院方信息系统负责人和影像信息系统供应商负责人。

2. 系统集成与接口的验收测试　在医学影像信息系统中，放射信息系统（RIS）是受检者基本信息和影像检查信息的管理者，医学影像存储与传输系统（PACS）是受检者 DICOM 医学数字影像数据的管理者，同时，RIS、PACS 与 HIS 及医学影像成像设备的稳固集成与对接至关重要，是其有效工作的必要条件。

（1）绘制系统集成架构图。

（2）RIS 中 DICOM 标准集成接口的验收测试：RIS 与医学影像成像设备的集成是通过医学数字成像与通信（DICOM）标准接口实现，它可以实现 RIS 与医学影像成像设备的信息以 DICOM 形式进行互连互通。

（3）RIS 中 HL7 协议集成的验收测试：RIS 与 HIS 的集成，RIS 与集中/自助胶片报告打印系统的集成可以通过使用 HL7 协议进行互连互通。

（4）医学影像信息系统的 DICOM 一致性验收测试：医院信息系统供应商都会发布一个 HL7 一致性声明，以定义其数据元素；医学影像信息系统供应商和各医学影像成像设备供应商也会发布一个 DICOM 一致性声明，以定义其数据元素。

（5）集成接口引擎的验收测试：部分设备与信息系统会使用独立开发的集成接口引擎处理医学影像信息系统和这些设备、信息系统之间的信息数据交换。

（6）影像检查数据信息完整性、一致性的验收测试。

3. 医学影像成像设备集成与医学影像信息流的验收测试　医学影像信息系统和医学影像成像设备间的 DICOM 连接接口一般需要设置三个关键参数，它们是 IP 地址、应用实体（application entity，AE）名称以及端口号。各医学影像成像设备的 AE 名称应当具有一定的特殊性和易识别特征，以便在系统日志中更容易被查询和追踪到。

4. 医学影像存储和归档服务的验收测试　医学影像信息系统的影像存储与归档可以分为以下三个存储水平：①短期存储（STS）：在 STS 中的检查信息可以高速查阅及显示；②长期归档（LTA）：一些既往历史影像的记录信息，查阅及显示的速度比 STS 慢。一般情况下，每项影像检查在 STS 中输入、存储、归档后，都会立刻同时在 LTA 中进行长期备份归档存储；③灾难恢复归档（DRA）：与 LTA 不同的长期归档，这些医学影像信息可跨设备、地域传递，一般不与 STS 同时备份，通过预先定义好的时间点和规则按序备份。灾难恢复归档(DRA)无法进行删除或移除操作,即 DRA 归档是 LTA 的完整镜像。因此,解除灾难恢复归档与 LTA 连接,将影像检查加入 LTA,则在灾难恢复归档恢复连接时按序存储归档。

(四)项目管理工具

常用的项目管理工具有:①甘特图;②计划评审技术(program evaluation and review technique,PERT);③RACI 模型(RACI model);④运行图;⑤项目文档管理等。

三、习　题

(一)名词解释

1. 验收测试
2. 灾难恢复归档

(二)填空题

1. 医学影像信息系统经济效益评估论证有 ＿＿＿＿＿＿ 模型、＿＿＿＿＿＿ 模型、＿＿＿＿＿＿ 模型等。

2. 医学影像信息系统工作流程包括:＿＿＿＿＿＿ 流程;＿＿＿＿＿＿ 流程;＿＿＿＿＿＿ 流程;＿＿＿＿＿＿ 流程等。

3. 医学影像信息系统项目规划建议书应包含如下关键部分:＿＿＿＿＿＿;＿＿＿＿＿＿;＿＿＿＿＿＿;＿＿＿＿＿＿;＿＿＿＿＿＿。

4. 医学影像信息系统和各医学影像成像设备间的 DICOM 连接接口需要设置的关键参数是 ＿＿＿＿＿＿、＿＿＿＿＿＿ 以及 ＿＿＿＿＿＿ 等。

5. 医学影像信息系统的影像存储与归档分为以下三个存储水平:＿＿＿＿＿＿;＿＿＿＿＿＿;＿＿＿＿＿＿。

(三)单项选择题

【A₁ 型题】

1. 医学影像信息系统投资回报的合理时间范围是
   A. 1 年~2 年　　　　　B. 2 年~3 年　　　　　C. 3 年~5 年
   D. 5 年~8 年　　　　　E. 8 年~10 年

2. 医学影像信息系统经济效益评估论证的范围为
   A. 影像科　　　　　B. 财务科　　　　　C. 设备科
   D. 信息科　　　　　E. 整个医疗机构

3. 以下医疗机构医学影像信息系统增加住院收入的计算数据中,**不包括**
   A. 病床数　　　　　　　　　　B. 人均日基本支出
   C. 平均床位使用率　　　　　　D. 影像检查人数比例
   E. 医学影像信息系统住院日

4. 以下受检者节省住院基本生活支出的计算数据中,**不包括**
   A. 病床数 　　　　　　　　　　　　B. 平均床位使用率
   C. 影像检查人数比例 　　　　　　　D. 医学影像信息系统住院日
   E. 人均支出

5. 以下与医疗机构医学影像信息系统增加住院收入成正比例关系的计算数据中,**不包括**
   A. 病床数 　　　　　　　　　　　　B. 平均床位使用率
   C. 年工作日 　　　　　　　　　　　D. 医学影像信息系统住院日
   E. 人均支出

6. 以下与医疗机构医学影像信息系统增加住院收入成正比例关系的计算数据中,**不包括**
   A. 病床数 　　　　　B. 平均床位使用率 　　　C. 原平均住院日
   D. 年工作日 　　　　E. 人均支出

7. 以下计算数据中,与受检者节省住院基本生活支出成反比例关系的是
   A. 病床数 　　　　　　　　　　　　B. 平均床位使用率
   C. 影像检查人数比例 　　　　　　　D. 人均日基本支出
   E. 医学影像信息系统住院日

8. 以下计算数据中,与实际节省胶片归档保存费用成正比例关系的是
   A. 病床数 　　　　　　　　　　　　B. 年实际工作日
   C. 胶片价格 　　　　　　　　　　　D. 单位存储介质可存储受检者数量
   E. 单位存储介质价格

9. 以下计算数据中,与实际节省胶片归档保存费用成正比例关系的是
   A. 病床数 　　　　　　　　　　　　B. 胶片价格
   C. 日均检查人数 　　　　　　　　　D. 单位存储介质可存储受检者数量
   E. 单位存储介质价格

10. 与实际节省胶片归档保存费用计算无关的是
    A. 病床数 　　　　　B. 胶片价格 　　　　　C. 年实际工作日
    D. 日均检查人数 　　E. 单位存储介质价格

11. 与每年节省人力资源开支计算无关的是
    A. 病床数 　　　　　　　　　　　　B. 医师总数
    C. 与影像科室有医疗工作关系比例　 D. 工作效率提高比例
    E. 人均年工资

12. 对医疗机构信息化全面了解的是
    A. 整体战略计划 　　　　　　　　　B. 业务扩张计划
    C. 信息系统应用现状 　　　　　　　D. 技术评估
    E. 业务评估

13. 以下业务评估内容中,**不包括**
    A. 影像科室内部业务流程 　　　　　B. 影像科室设备、型号及使用情况
    C. 设备接口情况 　　　　　　　　　D. 受检者就诊量

E. 受检者分布特点

14. 以下技术评估的内容中,**不包括**
    A. 影像科室设备、型号及使用情况　　B. 院内信息系统架构图
    C. 设备接口情况　　　　　　　　　　D. 工作站数量
    E. 信息交互方式

15. 以下提升受检者满意度的措施中,**不包括**
    A. 实施影像检查电子申请单　　　　　B. 自动划价
    C. 网络预约　　　　　　　　　　　　D. 电子签名认证技术
    E. 自助登记到检

16. 以下管理优化中,降低误诊率的措施是
    A. 提高医疗质量控制水平　　　　　　B. 采用电子签名认证技术
    C. 受检者标识的统一管理　　　　　　D. 实施影像检查电子申请单
    E. 提升医疗集团的系统互操作性

17. 以下医学影像信息系统项目规划建议书中,**不属于**系统维护保修内容的是
    A. 效益评估模型　　　　　　　　　　B. 维护保修范围
    C. 维护保修期限　　　　　　　　　　D. 维护保修内容细节
    E. 供应商的系统维护保修条款

18. 以下验收测试小组的成员中,**不包括**
    A. 影像医师
    B. 影像技师
    C. 登记保管员
    D. 医学影像信息系统管理员
    E. 受检者

19. 以下验收测试小组的影像科成员中,**不包括**
    A. 影像医师
    B. 影像技师
    C. 影像护士
    D. 影像信息系统供应商负责人
    E. 影像登记保管员

20. 既往历史影像的记录信息属于
    A. 短期存储　　　　　　B. 长期归档　　　　　　C. 灾难恢复归档
    D. PACS　　　　　　　　E. RIS

21. 医学影像信息系统和影像成像设备间的 DICOM 连接接口需要设置关键参数有
    A. 1 个　　　　　　　　B. 2 个　　　　　　　　C. 3 个
    D. 4 个　　　　　　　　E. 5 个

【A₂ 型题】

22. 某三甲医院,病床 1200 张,平均床位使用率 95%,未应用医学影像信息系统时的平均住院日为 20 天,年工作日以 365 天计算,住院受检者中 60%需作影像学检查,并在医学影像信息系统的作用下,平均住院日缩减了 5 天。如住院受检者平均医疗支出 5000 元人民币/人次,则该院年增加收入为
    A. 518.5 万元　　　　　B. 1518.5 万元　　　　C. 2518.5 万元
    D. 3518.5 万元　　　　E. 3518.5 万元

23. 某三甲医院,病床 1200 张,平均床位使用率 95%,未应用医学影像信息系统时的

平均住院日为 20 天,年工作日以 365 天计算,住院受检者中 60% 需作影像学检查,并在医学影像信息系统的作用下,平均住院日缩减了 5 天。如每日住院基本生活支出 50 元/天,则每年受检者可节省花销为

    A. 128.5 万元   B. 228.5 万元   C. 328.5 万元

    D. 428.5 万元   E. 528.5 万元

【B 型题】

(24~25 题共用备选答案)

    A. 住院日减少模型   B. 胶片节省模型

    C. 等效工作时间减少模型   D. 受检者满意度模型

    E. 综合评价模型

24. 适用于全院级医学影像集成信息系统效益评估的是

25. 适用于影像科小型医学影像信息系统效益评估的是

(26~27 题共用备选答案)

    A. 住院日减少模型   B. 胶片节省模型

    C. 等效工作时间减少模型   D. 受检者满意度模型

    E. 综合评价模型

26. 作为长期投资回报理论依据的是

27. 作为快速投资回报理论依据的是

(28~29 题共用备选答案)

    A. 门诊、住院影像检查不同流程   B. 急诊采用影像检查专用通道

    C. 电子签名认证技术   D. 受检者标识统一管理

    E. 提升医疗集团系统的互操作性

28. 在医学影像信息系统实施时,为了保障电子医疗文件的合规性和合法性,必须采用

29. 在医学影像信息系统实施时,为了保护受检者的隐私,必须采用

(30~31 题共用备选答案)

    A. PACS   B. RIS   C. HIS

    D. HIE   E. HL7

30. 医学影像信息系统中,受检者基本信息和影像检查信息的管理者是

31. 医学影像信息系统中,受检者 DICOM 医学数字影像数据的管理者是

(32~33 题共用备选答案)

    A. PACS   B. RIS   C. HL7

    D. DICOM   E. WORD

32. RIS 与医学影像成像设备信息互连互通的形式是

33. RIS 与自助胶片报告打印系统信息互连互通的形式是

(四) 简答题

1. 医学影像信息系统经济效益评估论证模型有哪些? 简述这些评估论证模型的适用范围。

2. 项目实施前的准备包括哪些内容?

3. 简述验收测试的意义。

4. 常用的项目管理工具有哪些?

四、参考答案

（一）名词解释

1. 验收测试 即医学影像信息系统的验收测试（acceptance test），是一种评估医学影像信息系统性能、发现漏洞和系统可及性的方法，可作为合同规定和付款节点的证明。

2. 灾难恢复归档（disaster recovery archive，DRA） 是与 LTA 不同的长期归档，这些医学影像信息可以跨设备及地域传递，一般不会与 STS 同时备份，但可以通过预先定义好的时间点和规则按序备份。灾难恢复归档（DRA）无法进行删除或移除操作，即 DRA 归档应该是 LTA 的完整镜像。

（二）填空题

1. 住院日减少　胶片节省　等效工作时间减少

2. 受检者登记和检查　受检者拍片和取片　影像科室医师诊断报告书写与审核　影像诊断报告生成

3. 财务要求　系统维护保修　数据安全　其他附加信息和要求　项目可行性分析

4. IP 地址　应用实体（AE）名称　端口号

5. 短期存储（STS）　长期归档（LTA）　灾难恢复归档（DRA）

（三）单项选择题

【A₁ 型题】

1. C　2. E　3. B　4. E　5. D　6. C　7. E　8. B　9. C　10. A　11. A　12. D　13. C　14. A　15. D　16. A　17. A　18. E　19. D　20. B　21. C

【A₂ 型题】

22. C　23. C

【B 型题】

24. A　25. B　26. B　27. A　28. C　29. D　30. B　31. A　32. D　33. C

（四）简答题

1. 医学影像信息系统经济效益评估论证模型有哪些? 简述这些评估论证模型的适用范围。

医学影像信息系统经济效益评估论证模型有:住院日减少模型、胶片节省模型和等效工作时间减少模型等。

住院日减少模型适用于全院级医学影像集成信息系统的效益评估,是快速投资回报的理论依据;胶片节省模型适用于影像科小型医学影像信息系统以及全院级医学影像集成信息系统的效益评估,是长期投资回报的理论依据;等效工作时间减少模型主要适用于全院级医学影像集成信息系统的效益评估,是医学影像信息系统中长期间接投资回报的理论依据。

2. 项目实施前的准备包括哪些内容?

项目实施前的准备包括:项目调研评估管理的优化与流程重构、项目需求分析、系统架构论证设计、项目规划建议书、项目申请与预算制定等。

3. 简述验收测试的意义。

验收测试是医学影像信息系统的验收测试(acceptance test)的简称,是一种评估医学影像信息系统性能、发现漏洞和系统可及性的方法,可作为合同规定和付款节点的证明。验收测试需要检验医学影像信息系统与影像成像设备的数据接口,以及与各个影像科室的流程接口,是医学影像信息系统的技术性评估,可以表明该系统是否已具备投入临床使用的技术条件。

4. 常用的项目管理工具有哪些?

常用的项目管理工具有:①甘特图;②计划评审技术(program evaluation and review technique,PERT);③RACI 模型(RACI model);④运行图;⑤项目文档管理等。

一、学 习 目 标

1. 掌握 云技术的基本概念;医学影像云的特点;医学影像云的关键技术;云计算技术;远程放射学技术及其系统架构与组成。

2. 熟悉 云技术的分类方法;云技术的一般特点;医学影像云的分类;基于云技术的医学影像应用;远程放射学中的网络技术;医学影像云区域医学影像中心的构建;远程读片与会诊服务的流程与技术要求。

3. 了解 云技术的发展历程;放射学全球化相关知识;基于云技术的计算机辅助诊断;区域影像信息共享平台的系统设计与技术实现;电子病历与健康档案的云实现。

二、重点和难点内容

(一) 云技术基础

1. 云技术的基本概念与特点 从不同的视角出发,云技术可以有多种定义,有多种分类方法,其应当具备的特点包括:

(1)按需服务

(2)共享资源

(3)极高的可扩展性

(4)弹性与虚拟化

(5)自服务

(6)便捷的网络访问能力

(7)其服务是可度量的

2. 云技术服务平台 云计算平台的关键是软件定义网络,它是网络虚拟化的一种实现形式,提供一种集中配置和管理数据中心的物理的、虚拟的设备的方法。其功能包括:

(1)将应用程序和工作负载从底层的物理网络中抽象出来

(2)集中定义和管理物理网络和虚拟网络间的控制策略

(3)以一致性的方式在大规模的网络上执行网络策略

(二) "医学影像云"服务

1. "医学影像云"可提供的服务形式 目前,医学影像云可通过互联网或内部网络为多种类型的用户终端提供服务,这些服务可分为多种类型。

（1）根据云平台类型的分类

（2）根据云计算的类型分类

2. 放射学的全球化与远程放射学服务模式

放射学的全球化是一个新的发展方向，致力于提高放射学服务的普及性、有效性，其服务模式主要有远程诊断、远程会诊、远程教学等，其中远程会诊与远程诊断有所不同。

（三）实现"医学影像云"的关键技术

1. 虚拟化技术 虚拟化是云计算的基础技术，简言之就是指创建虚拟的资源。包括硬件与软件的虚拟化。硬件的虚拟化包括完全虚拟化、部分虚拟化和准虚拟化。虚拟化还包括软件虚拟化、内存虚拟化、存储虚拟化、数据虚拟化和网络虚拟化。

2. 大数据技术 大数据一般是指数据的量大、多样化，其技术一般包括数据采集、数据存取、数据处理、统计分析、数据挖掘和模型预测。大数据分析主要是可视化分析、数据挖掘算法、预测性分析、语义分析及数据质量和数据管理。

3. 云存储技术 云存储是一种新型的数据存储模式，基于高度虚拟化的基础设施。其存储服务可分为块存储服务和对象存储服务。

4. 云计算技术 分布式处理、并行处理和网格计算是云计算发展的基础，云计算技术使云计算服务提供商能在极短的时间内处理海量的信息，建立了一个强大的服务平台。

（四）远程放射学系统

远程放射学系统包括图像采集系统、图像存储系统、图像传输系统和图像显示系统。它利用统一的标准通信和网络技术，通常是小型专业化的 PACS，可分为服务器端和客户端两部分，远程放射系统应在一个安全的系统环境中进行个人数据的获取和传输，所有的数据传输和处理都必须遵照相关医学流程和法律规定。

（五）"医学影像云"区域医学影像中心应用

1. 区域协同医疗信息服务平台的层次结构 区域医疗协同信息服务是在一定的区域范围内利用计算机技术使各种医疗资源、医疗机构相互协作，实现资源共享和利用最大化的一种医疗服务模式。实现其服务的计算机系统平台即为区域医疗协同信息服务平台。该平台主要由硬件基础设施层、数据中心层、应用服务层和数据交换层组成。

2. 区域影像信息共享交换平台系统设计方法与技术实现 数据交换平台主要实现的目标是：

（1）实现跨系统、跨部门的数据交换

（2）实现跨系统、跨部门的数据共享

（3）支撑数据跨系统、跨部门的综合应用

（4）整合数据、实现数据统一管理

3. 基于云计算的区域医学影像信息中心 基于云计算的区域医学影像信息中心建设目标是：

（1）区域范围内患者影像数据（放射、CT、MR、超声、内镜、病理等）的共享

（2）开展集中阅片，报告协同，跨院协同的区域应用

(3)移动影像的应用和多点执业的实现

(4)区域资源(人、财、物)的协调利用

(5)为构建基于居民健康档案的卫生信息服务平台奠定基础

三、习　题

(一)名词解释

1. 云计算

2. 远程诊断

3. 远程会诊

4. 计算机辅助诊断

5. 宿主机

6. 远程医学

7. 远程放射学

8. 对象存储

9. 区域医疗协同信息服务

10. 区域数据中心

(二)填空题

1. 按照部署方式的不同,云计算可以分为_____云、_____云和_____云。

2. 云计算最大的好处就是通过_____的方式提高了资源的利用率。

3. 医学影像云以医学影像的_____为数据基础,_____为核心,通过_____方式,为医疗卫生机构和个人提供多种形式的云服务。

4. 云服务具有可_____、_____、_____的特点。

5. 目前,国内远程放射学服务模式大致包括_____,_____,_____。

6. 远程会诊服务与远程诊断服务的最根本差别在于_____。

7. 计算机辅助诊断的广泛应用有助于提高医生诊断的_____和_____。

8. 数据挖掘的核心目的是_____。

9. 在硬件虚拟化里,_____指的是在其上实施虚拟化的物理的真实的机器。

10. 大数据分析主要包括以下五个方面:_____分析、_____算法、_____能力、_____。

11. _____处理、_____处理和_____计算这三种技术构成了云计算发展的基础。

12. 远程放射学系统由4部分组成:_____系统、_____系统、_____系统、_____系统。

13. 远程影像会诊系统分为_____端和_____端两部分。

14. 远程放射诊断系统应该保证影像信息的_____、_____和_____。

15. 按照实现方式,远程会诊包括_____式远程会诊和_____式远程会诊。

(三) 单项选择题

【A₁型题】

1. 下列关于云的叙述**不正确**的是
   A. 按提供的服务类型可分为私有云、公有云和混合云
   B. 云计算可分为三层架构
   C. 云计算是把信息技术作为服务提供给终端用户
   D. 云计算最大的好处就是通过共享的方式提高了资源的利用率
   E. 云计算的第一个基本特征就是按需服务

2. 关于医学影像云的叙述,**不正确**的是
   A. 以医学影像的云存储为数据基础
   B. 以云计算为核心
   C. 通过云传输方式提供服务
   D. 不为个人提供服务
   E. 可通过互联网或内部网络为多种类型的终端用户提供广泛和灵活的服务

3. 下列关于虚拟化的叙述**不正确**的是
   A. 虚拟化就是指创建虚拟的资源
   B. 在硬件虚拟化里,客户机指的是在其上实施虚拟化的物理的真实的机器
   C. 完全虚拟化指的是对实际的硬件几乎全部模拟
   D. 硬件辅助虚拟化是一种能提高虚拟化的整体效率的方式
   E. 虚拟化的目标通常是集中管理任务,同时提高可扩展性和整体硬件资源的利用率

【B型题】

(4~6题共用备选答案)
   A. 可视化分析
   B. 图形化
   C. 数据挖掘算法
   D. 语义引擎
   E. 预测性分析能力

4. 能够直观的呈现大数据特点,易于被读者接受的分析是

5. 大数据分析的理论核心是

6. 大数据分析最重要的应用场景之一是

(四) 简答题

1. 什么是远程放射学?

2. 简述远程放射学系统的主要组成部分。

3. 什么是区域卫生信息化?

4. 什么是电子病历?

四、参考答案

（一）名词解释

1. 云计算可以看作为云计算服务提供商的信息技术作为服务（IT as a Service）的计算服务供应，也可以看作是一种云计算用户对于信息作为服务的消费方式。

2. 远程诊断，即指上级医院的专家或医生对基层临床人员提供影像诊断意见。

3. 远程会诊，主要是上级医生通过远程影像会诊系统，直接对基层患者进行会诊，并对基层医生给出会诊意见。

4. 计算机辅助诊断（computer aided diagnosis，CAD）是指利用计算机的分析计算功能，联合医学图像处理技术、影像学以及一些数学处理方法，辅助医生发现病灶，提高诊断的准确率。

5. 在硬件虚拟化里，宿主机指的是在其上实施虚拟化的物理的真实的机器。

6. 远程医学（telemedicine）是通过远程通信技术进行远距离的医学服务和教育的学科。

7. 远程放射学（teleradiology）是运用数字化成像技术、计算机及网络技术将一个地方的医学影像资料通过网络传输到另一个地方显示并作出会诊及诊断。

8. 对象存储（也称为基于对象的存储）是一个存储体系结构，它将数据作为对象来进行管理，而不是像文件系统等其他存储架构那样将数据当成一个文件层次结构或是像块存储那样把数据当作数据扇区和此道内的块来管理。

9. 区域医疗协同信息服务是在一定的区域范围内利用计算机技术使各种医疗资源、医疗结构相互协作，实现资源共享和利用最大化的一种医疗服务模式。

10. 区域数据中心是区域医疗协同信息服务平台的基础设施，中心数据库通过数据接口把来源于上层的数据信息进行整理、清洗后按照标准的规范存储到相应的地方。

（二）填空题

1. 私有　公有　混合

2. 共享

3. 云存储　云计算　云传输

4. 扩展　易于使用　按需配置

5. 远程诊断　远程会诊　远程教学

6. 是否提供诊断报告

7. 敏感性　特异性

8. 从数据中提取出潜在的知识或规律

9. 宿主机

10. 可视化　数据挖掘　预测性分析能力　语义引擎以及数据质量和数据管理

11. 分布式　并行　网格

12. 图像采集　图像储存　图像传送　图像显示

13. 服务器　客户
14. 隐秘性　真实性　完整性
15. 交互

（三）单项选择题

【A₁ 型题】

1. A　2. D　3. B

【B 型题】

4. A　5. C　6. E

（四）简答题

1. 什么是远程放射学？

远程放射学（teleradiology）是运用数字化成像技术、计算机及网络技术将一个地方的医学影像资料通过网络传输到另一个地方显示并作出会诊及诊断，也就是说将如 X 线、CT、MRI、超声等图像从某个医院传到其他地区的放射中心或其他医院，目的是请专家对图像进行解读或会诊，减少患者等待诊断和治疗时间，提高诊疗效率，它在远程医学的运行中起着主要的作用。

2. 简述远程放射学系统的主要组成部分。

远程放射学系统是由四部分组成：图像采集系统、图像储存系统、图像传送系统、图像显示系统。

3. 什么是区域卫生信息化？

区域卫生信息化（regional health information）通常是指在一定的行政区域内、医疗集团区域内、医联体内等，利用计算机技术，为医疗卫生服务提供方、医疗卫生服务接受方、医疗卫生服务支付方、医疗卫生服务管理方以及医疗卫生产品供应商，提供卫生信息的采集、传输、存储、处理、分析、展现，以支持区域卫生资源共享与管理。

4. 什么是电子病历？

电子病历（electronic medical record，EMR）也叫计算机化的病案系统或基于计算机的患者记录，它是用电子设备保存、管理、传输和重现数字的患者医疗记录，取代手写纸张病历。

一、学 习 目 标

1. 掌握 计算机辅助诊断概念;CAD 系统的构成及在乳腺疾病中的应用情况;肺实质的分割方法,病灶轮廓的检测及分割方法;CAD 系统评价的三种方法基本流程。

2. 熟悉 计算机辅助诊断主要研究内容及其流程;图像处理及识别技术;形态学运算方法及进展;CAD 系统评价的三种方法目的。

3. 了解 计算机辅助诊断发展史;医生协同诊断及图像信息数据库情况;结节状影的检测及流程;CAD 系统评价的三种方法的展望;CAD 系统在其他疾病中的应用与展望。

二、重点和难点内容

(一)计算机辅助诊断概念

计算机辅助诊断是指通过影像学、医学图像处理技术以及其他可能的生理、生化手段,结合计算机的分析计算,辅助影像科医生发现病灶,提高诊断的准确率的过程。

(二)计算机辅助诊断的主要研究内容

CAD 的核心是定量影像学,研究内容主要包括:

(1)在获得高质量数字化图像的基础上,应用计算机图像后处理技术对图像进行去噪和特征增强,并对图像信息进行分割和特征提取,增加医生肉眼观察到的病变,尽可能避免主观因素所致的误诊和漏诊。

(2)通过对目标器官或组织进行概念描述并概括其有关特征,从而获得或验证有关参数的动态范围,以便作出定量、定性诊断或预测、分类疾病,为医生提供辅助诊断意见。

(3)从研究手段角度看,由于人体成像部位不同,病变的影像表现千差万别,成像技术种类繁多,不可能应用单一方法或手段对之进行 CAD 研究。

(4)对 CAD 系统诊断效能进行评价。

(三)计算机辅助诊断流程。

计算机辅助诊断的流程包括:

(1)采集患者基本信息,包括年龄、性别、身高、体重、临床症状等;

(2)通过 X 线、CT、MRI、超声、SPECT、PET 等检测方法获取医学图像;

(3)图像处理,通过图像分割将可疑病变从正常解剖背景中分离显示出来;

(4)图像分析,对图像中感兴趣的目标进行检测和测量即特征提取;

(5)图像理解,将图像分析获得的图像征象数据输入人工神经元网络等各种数学或统计算法中,对病变进行分类等处理,进而区分各种病变,即实现疾病的诊断。

(四) CAD 系统的构成及在乳腺疾病中的应用情况

1. 系统构成 CAD 系统一般由硬件系统和软件系统两部分构成,硬件部分一般由高速计算机(个人电脑)、激光扫描仪、计算机专用高分辨率、高亮度彩色显示器及高亮度观片灯构成;软件部分是 CAD 系统的核心部分,它的开发难度高,高性能的 CAD 软件需要研究人员和技术人员长时间编写才能达到,一般使用计算机专用语言(如 C 语言)编写算法来实现。

2. CAD 系统在乳腺疾病中的应用情况

CAD 技术可以详细地分析乳腺钼靶 X 线图像所能提供的全部信息,当钼靶 X 线图像数字化后,可以与计算机数据库中的正常乳腺进行比较,也可以通过其专有的软件系统标记出钼靶 X 线图像中高度潜在恶性的可疑病灶(如肿块、异常结构、可疑恶性钙化等),以提高诊断医生对钼靶 X 线图像监测乳腺疾病的敏感性,降低对乳腺疾病的漏诊率,从而可以辅助临床诊断和治疗,在一定程度上克服了致密性乳腺所造成的诊断困难,显示了在辅助乳腺 X 线图像诊断乳腺疾病方面的优越性。

(五) 图像处理及识别技术的具体方法和分类

图像处理的基本方法、图像融合和模板匹配法及类推法、神经网络法及其他图像识别技术。

(六) 医生协同诊断及图像信息数据库情况

CAD 有助于医生临床诊断,同时名医影像解读过程的算法化又进一步促进 CAD 诊断的准确率,两者在实际应用过程中相互促进;CAD 系统内一般装载了一个正常乳腺的数据库,它将患者的数字化乳腺影像与自身数据库中的正常乳腺相比较,将其认为异常的部位标记出来,CAD 开发成功与否也受图像信息数据库(database)的质与量的影响,目前常用乳腺影像数据库为:乳腺成像报告及数据系统(Breast imaging report and data system,BI-RADS),是一种乳腺照片报告质量控制系统,详细描述并完整定义了乳腺 X 线摄影的每一种正常和异常征象,指导乳腺 X 线图像判读,减少了放射医师的主观性。

(七) 计算机辅助诊断检测肺结节的流程

在进行 CAD 检测肺结节的过程中,主要的步骤有数据预处理、肺实质分割、候选结节获得与特征提取、候选结节分类判别以及获取结果。

其中,数据预处理是后续检测的基础。阈值分割是重要的肺实质分割方法,图像二值化在其中发挥着重要的作用。在胸部图像中,候选结节包含了所有可疑结节病灶区域,如结节、血管和气管等,选取合适的特征进行肺结节提取至关重要。形态学运算在进行候选结节的分析中,能去除图像毛刺的影响,同时平滑图像,因此能有效地获取结果。

(八)形态学运算及其进展

1. 应用在 CAD 检测肺结节的形态学运算 主要有形态学开运算和形态学闭运算两种。形态学开运算先对 f 进行腐蚀操作,然后进行膨胀操作,主要用于去除毛刺的影响;形态学闭运算则是先对 f 进行膨胀操作,然后进行腐蚀操作的过程,主要是平滑胸廓表面的凹陷区域。

2. 形态学运算的进展 边缘检测、单尺度形态学梯度运算、多尺度形态学梯度运算等。

(九)CAD 实验评价

1. 灵敏度、特异度、漏诊率、误诊率的概念及相互关系

(1)灵敏度(sensitivity,Sen)指实际患病且被诊断为阳性的概率,亦称为真阳性率(TPR),其公式为:

$$Sen = P(T_-|D_-) = \frac{TP}{TP-FN} = TPR$$

(2)特异度(specificity,Spe)指实际未患病且被诊断为阴性的概率,其公式为:

$$Spe = P(T_-|D_-) = \frac{TN}{FP-TN}$$

(3)由灵敏度公式可以导出假阴性率[FNR(漏诊率)]$\beta = 1-Sen = FN/(TP+FN)$;由特异度公式可以导出假阳性率[FPR(误诊率)]$\alpha = 1-Spe = FP/(FP+TN)$。

(4)灵敏度、特异度、漏诊率、误诊率示意图的解读:灵敏度与特异度均具有不受患病率影响的优点,其取值范围均在(0,1)之间,其值越接近于 1,说明其诊断试验的价值越好。当两个诊断试验相比较时,单独使用灵敏度或特异度,有可能出现一个诊断试验的灵敏度高、特异度低,而另一个诊断试验的灵敏度低、特异度高的情况,因而无法判断哪一个诊断试验更好。

2. Youden 指数、阳性似然比、阴性似然比

(1)Youden 指数(Youden's index,J)是指真阳性率与假阳性率之差,其公式为:

$$J = Sen+Spe-1 = TPR-FPR$$

Youden 指数的取值范围在(-1,+1)之间,其值越接近于+1,诊断准确性越好。

(2)阳性似然比(positive likelihood ratio,LR$_+$)即为真阳性率与假阳性率之比,也即灵敏度与误差率之比。$LR_+ = TPR/FPR = Sen/(1-Spe)$,LR$_+$ 的取值范围为(0,∞),其值越大,检测方法证实疾病的能力越强。

阴性似然比(negative likelihood ratio,LR$_-$)即为假阴性率与真阴性率之比,也即漏诊率与特异度之比。$LR_- = (1-TPR)/(1-FPR) = (1-Sen)/Spe$,LR$_-$ 的取值范围为(0,∞),其值越小,检测方法排除疾病的能力越好。

3. 阳性预报值与阴性预报值

当诊断试验结果阳性时,受试者实际为病例的概率就是阳性预报值,也即贝叶斯公式的后验概率;而当诊断试验结果阴性时,受试者实际为非病例的概率就是阴性预报值。两者公式如下所示:

$$PV_- = P(D_- \mid T_-) = \frac{P(T_- \mid D_-)P(D_-)}{P(T_- \mid D_-)P(D_-) - P(T_- \mid D_-)P(D_-)}$$

$$= \frac{SenP_0}{SenP_0 - (1-Spe)(1-P_0)} = 1 \Big/ \left(1 - \frac{(1-Sen/(1-P_0))}{SenP_0}\right)$$

$$PV_- = P(D_- \mid T_-) = \frac{P(T_- \mid D_-)P(D_-)}{P(T_- \mid D_-)P(D_-) - P(T_- \mid D_-)P(D_-)}$$

$$= \left(\frac{Spe(1-P_0)}{Spe(1-P_0) - (1-Spe)P_0}\right) = 1 \Big/ \left(1 - \frac{(1-Spe/P_0)}{Spe(1-P_0)}\right)$$

式中 $P_0 = P(D_+)$ 表示先验概率,在 CAD 软件中为怀疑患有某病的概率,而在总体人群中就是患病率;$P(D_-) = 1 - P(D_+) = 1 - P_0$;$Sen$ 与 Spe 分别表示灵敏度与特异度。由上式可以看出,当灵敏度与特异度为常数时,增加患病率,将降低 $(1-Spe)(1-P_0)$ 值,增加的 $SenP_0$ 值,从而整个分母的值减少,从而阳性预报值增加,阴性预报值降低。PV_+ 和 PV_- 的取值范围在 $(0,1)$ 之间;对于相同的患病率,其值越接近 1,检测方法的诊断价值越高。

(十) ROC 解析

1. ROC 曲线及 ROC 解析的定义

ROC 曲线(ROC curve)也称接收者工作特征(receiver operating characteristic)或相对工作特征(relative operating characteristic)曲线。

ROC 解析就是通过改变诊断界点,获得多对 TPR 与 FPR 值,以 FPR 为横坐标,TPR 为纵坐标,绘制 ROC 曲线,计算与比较 ROC 曲线下面积,以此反映诊断试验的诊断价值。

2. ROC 工作点的计算及 ROC 曲线绘制

以假阳性率 FPR 为横轴,真阳性率 TPR 为纵轴,横轴与纵轴长度相等,形成正方形,在图中将 ROC 工作点标出,构建散点图并以直线连接各点,所构建的曲线即为未光滑的 ROC 曲线。ROC 曲线一定通过 $(0,0)$ 与 $(1,1)$ 两点,这两点分别对应于灵敏度为 0 而特异度为 1 及灵敏度为 1 而特异度为 0 两种情况。我们可以通过计算曲线下面积(A_z)来评价诊断实验的准确性大小,A_z 取值范围在 0.5 至 1 之间,完全无价值的诊断 $A_z = 0.5$,完全理想的诊断 $A_z = 1$。一般认为 A_z 为 0.5 到 0.7 时,表示诊断准确性较低;为 0.7 到 0.9 时,表示诊断实验准确性为中等;为 0.9 以上时表示诊断准确性较高。

3. ROC 解析的评价

当诊断实验完全无价值时,TPR = FPR,这时的 ROC 曲线是一条从原点到右上角的对角线,这条线亦称为机会线(chance line);ROC 曲线一般位于机会线的上方,距离机会线越远,说明诊断准确度越高。因而我们可以得出,最佳的 CAD 结果导出,在图中表现应为 ROC 曲线从原点垂直上升至左上角,然后水平到达右上角。现有的 CAD 系统尚无法得到这样的理想结果,但越靠近这条曲线所得出的结果越为准确。

(十一) 现有的临床评价手段

现阶段针对于 CAD 系统的临床评价主要针对以下几个方面:首先,CAD 系统必须提高诊断医生的诊断准确率;其次,CAD 系统必须节省时间;再次,CAD 系统必须与医生工作站无缝连接;最后,CAD 系统不能增加诊断医生无效工作关注点及影响诊断效率。

三、习 题

（一）名词解释

1. 计算机辅助诊断
2. 计算机辅助检测
3. 图像预处理技术
4. 人工神经元网络法
5. 数据预处理
6. 图像二值化
7. 灵敏度
8. 特异度
9. Youden 指数
10. LR_+

（二）填空题

1. 计算机辅助诊断是一种_____的诊断解决方案，主要包括 DICOM 图像的_____和_____、_____的半自动识别。

2. _____、_____和_____是 CAD 系统的核心技术，也是先进智能诊断系统的发展方向。

3. 计算机辅助诊断是指通过____、____以及其他可能的_____、_____手段，结合计算机的分析计算，辅助影像科医师发现病灶，提高诊断的准确率的过程。

4. CAD 系统主要由_____和_____两部分构成，其中_____是其核心构成部分。

5. 图像识别（pattern recognition）技术在图像后处理同样尤为重要，一般图像识别过程按照_____、_____、_____的识别处理顺序进行。图像识别方法一般有模板匹配法及类推法、神经网络法等。

6. 线性滤波器采用_____运算，基于_____执行滤波运算，而其典型的代表是_____。

7. 日本学者 Otsu 于 1978 年提出_____，也称_____，其实现图像二值化依据为_____，作为一种_____算法，其选择_____最大的阈值作为最佳阈值，进而实现图像二值化。

8. _____与_____均具有不受患病率影响的优点，其取值范围均在_____之间，其值越接近于 1，说明其诊断试验的价值越好。

9. 当诊断实验完全无价值时，TPR＝FPR，这时的 ROC 曲线是一条从原点到右上角的对角线，这条线亦称为_____。

10. ROC 解析就是通过改变诊断界点，获得多对____与_____值，以____为横坐标，____为纵坐标，绘制 ROC 曲线，计算与比较 ROC 曲线下面积，以此反映诊断试验的诊断价值。

11. 评价诊断试验的常用指标有_____、_____、_____、_____、
_____、_____、_____和_____。

（三）单项选择题

【A₁ 型题】

1. 关于计算机辅助诊断**不正确**的是
   A. 是一种半自动的诊断解决方案
   B. 计算机辅助诊断的核心是定量影像学
   C. 是计算机把异常的征象标注出来，并提供常见的影像后处理
   D. 在乳腺和肺部疾病方面研究较为成熟
   E. 能运用于所有成像方法，可涉及几乎所有人体部位

2. 下列乳腺检查技术中，对于检测乳腺癌最有价值的检查技术是
   A. 常规 X 线摄影   B. CT   C. 乳腺 X 线钼靶
   D. B 超   E. 乳腺红外线检查

3. 构成 CAD 系统的核心部分是
   A. 硬件部分
   B. 软件部分
   C. 高速计算机
   D. 激光扫描仪
   E. 计算机专用高分辨率、高亮度彩色显示器及高亮度观片灯

4. **不属于**图像识别技术的是
   A. 模板法及类推法   B. 神经网络法   C. 决策树
   D. Bayes 网络   E. 傅里叶解析

5. **不属于**高分辨率乳腺图像数据库的是
   A. BI-RADS   B. MIAS   C. DDSM
   D. UCSF/LLNL   E. LID

6. CAD 检测肺结节的流程，其**不包括**
   A. 图像预处理   B. 肺实质分割   C. 候选结节特征提取
   D. 候选结节分类判别   E. 图像融合

7. 当诊断试验结果阴性时，受试者实际为非病例的概率就是
   A. LR₊   B. LR₋   C. PV₊
   D. PV₋   E. J

8. 以下哪个选项是灵敏度公式

   A. $Sen = P(T_- | D_-) = \dfrac{TP}{TP - FN} = TPR$

   B. $Sen = P(T_- | D_-) = \dfrac{TP}{TP - FN} = TPR$

   C. $Sen = P(T_- | D_-) = \dfrac{TP}{TP - FN} = TPR$

$$D. \quad Sen = P(T_- \mid D_-) = \frac{FP}{FP - FN} = TPR$$

$$E. \quad Sen = P(T_- \mid D_-) = \frac{FN}{TP - FN} = TPR$$

9. 当灵敏度与特异度为常数时,增加患病率,将会导致
   A. 阳性预报值增加,阴性预报值降低
   B. 阳性预报值降低,阴性预报值增加
   C. 阳性预报值与阴性预报值均增加
   D. 阳性预报值与阴性预报值均降低
   E. 与阳性及阴性预报值无关

【B 型题】

(10~11 题共用备选答案)

A. 开运算	B. 闭运算	C. 边缘检测
D. 膨胀	E. 腐蚀	

10. 在肺结节的检测中,能去除图像毛刺性影响的操作是
11. 在肺结节的检测中,能实现平滑图像凹陷区域的操作是

(12~13 题共用备选答案)

A. 0	B. 0.5	C. 0.7
D. 0.9	E. 1	

12. 完全无价值的诊断实验 $A_z =$
13. 完全理想的诊断实验 $A_z =$

(四)简答题

1. 简述计算机辅助诊断主要研究内容。
2. 简述计算机辅助诊断流程。
3. 试述数字乳腺 X 线图像的来源方法。
4. 试述图像后处理技术的目的和基本方法。
5. 请简述 CAD 应用在胸部疾病中的意义。
6. 特征提取的目的是什么? 提取的主要参数有哪些?
7. 现阶段针对于 CAD 系统的临床评价主要针对哪些方面?
8. CAD 进一步发展可以从哪些方面进行探索和研究?

四、参 考 答 案

(一)名词解释

1. 计算机辅助诊断:是指通过影像学、医学图像处理技术以及其他可能的生理、生化手段,结合计算机的分析计算,辅助影像科医生发现病灶,提高诊断的准确率。

2. 计算机辅助检测:计算机辅助检测是计算机辅助诊断的基础和必经阶段。是指计

算机把异常的征象标注出来,并提供常见的影像后处理技术,重点是进行检测而不是诊断。

3. 图像预处理技术:主要是增强图像的特征,改善视觉效果,同时为下一步的区域分割提供高质量的图像的计算机图像处理技术。

4. 人工神经元网络法:是 20 世纪 80 年代以来人工智能领域兴起的研究热点,它从信息处理角度对人脑神经元系统进行抽象,建立某种简单模型,按不同的连接方式组成不同的网络。

5. 数据预处理:是在进行原始数据目标处理之前的处理过程,主要包括数据降噪和等方性处理。

6. 图像二值化:是根据图像特征,一般基于图像的全局阈值,定义图像的连通、封闭的边界,将图像灰度值设置为 0 或 255,使图像表现为黑白分明的二值图像。

7. 灵敏度:灵敏度指实际患病且被诊断为阳性的概率,亦称为真阳性率(TPR)。

8. 特异度:特异度指实际未患病且被诊断为阴性的概率。

9. Youden 指数:Youden 指数是指真阳性率与假阳性率之差。

10. LR₊:阳性似然比即为真阳性率与假阳性率之比,也即灵敏度与误差率之比。

$$LR_+ = TPR/FPR = Sen/(1-Spe)$$

(二) 填空题

1. 半自动　三维显示　虚拟内窥镜　医学疾病
2. 知识发现　数据挖掘　人工神经网络
3. 影像学　医学图像处理技术　生理　生化
4. 硬件部分　软件部分　软件部分
5. 图像处理　特征提取　特征空间的识别
6. 卷积　图像邻域　均值滤波器
7. 最大类间方差法　大津算法　类间方差　自适应阈值　类间方差
8. 灵敏度　特异度　(0,1)
9. 机会线
10. TPR　FPR　FPR　TPR
11. 一致百分率　灵敏度　特异度　Youden 指数　阳性似然比　阴性似然比　阳性预报值　阴性预报值

(三) 单项选择题

【A₁ 型题】

1. C　2. C　3. B　4. E　5. E　6. E　7. B　8. C　9. A

【B 型题】

10. A　11. B　12. C　13. E

(四) 简答题

1. 简述计算机辅助诊断主要研究内容。

（1）在获得高质量数字化图像的基础上，应用计算机图像后处理技术对图像进行去噪或特征增强，并对图像信息进行分割和特征提取，增加医生肉眼观察到的病变，尽可能避免主观因素所致的误诊和漏诊。

（2）通过对目标器官或组织进行概念描述并概括其有关特征，从而获得或验证有关参数的动态范围，以便做出定量、定性诊断或预测、分类疾病，为医生提供辅助诊断意见。

（3）从研究手段角度看，由于人体成像部位不同，病变的影像表现千差万别，成像技术种类繁多，不可能应用单一方法或手段对之进行 CAD 研究。

（4）对 CAD 系统诊断效能进行评价，一般采用受试者操作特性曲线（ROC 曲线），着重评价 CAD 系统的有用性、CAD 系统算法改良的效果，以及不同 CAD 系统间性能比较。

2. 简述计算机辅助诊断流程。

计算机辅助诊断的流程见包括：

（1）采集患者基本信息，包括年龄、性别、身高、体重、临床症状等；

（2）通过 X 线、CT、MRI、超声、SPECT、PET 等检测方法获取医学图像；

（3）图像处理，通过图像分割将可疑病变从正常解剖背景中分离显示出来；

（4）图像分析，对图像中感兴趣的目标进行检测和测量即特征提取；

（5）图像理解，将图像分析获得的图像征象数据输入人工神经元网络等各种数学或统计算法中，对病变进行分类等处理，进而区分各种病变，即实现疾病的诊断。

3. 试述数字乳腺 X 线图像的来源方法。

数字乳腺 X 线图像的来源通常是通过 2 种方法得到：

（1）利用乳腺 X 线胶片，通过数字化扫描仪转换的方法：最常用的数字转化扫描仪是透射式高分辨率图像扫描仪，如激光扫描仪、滚筒式扫描仪等，这种转化方式能对已有的 X 光片进行回顾性分析，便于总结经验；

（2）通过数字化乳腺摄影机，将透过乳腺组织的 X 线信号，通过光电转换成计算机可识别的图像信号，数字化乳腺摄影机不仅能根据被摄影者的乳腺密度不同，自设参数，优化摄片，而且能对其中图像生成的各个环节进行单独优化处理，因而生成的图像损耗小，质量高，是较为理想的数字化转化方法，但目前这种设备的价格还较高，但随着计算机技术的发展，这种技术有望进一步降低成本得到推广。

4. 试述图像后处理技术的目的和基本方法。

图像处理的目的是便于诊断医师更容易观察图像进行诊断而进行的处理，同时为了便于运用而进行的形状上的加工处理，使后面所述的图像识别过程简单化。基本的图像后处理方法主要有：灰度处理、锐化处理、噪声清除处理，另外常用的还有傅里叶解析及小波解析等方法。灰度处理和锐化处理，将图像归一化，调整不同图像在灰度范围或者亮度上存在差异，避免图像分割算法的不确定性；噪声清除处理：原始的 X 线图像包含大量噪声背景，经过噪声清除技术对图像进行处理，可以去掉图像中大多数背景信息和噪声。

5. 请简述 CAD 应用在胸部疾病中的意义。

在利用 CAD 进行胸部疾病的辅助诊断中，肺结节的提取，肺实质的分割，以及病灶的检测均有着重要的意义。胸部疾病，特别是肺癌，早期通常表现为肺结节。但是，肺结节由于其形状不定，且易与支气管等其他组织连接，其在图像中难以区分不利于临床诊断。因此，利用 CAD 实现肺结节的自动检测，甚至是将 CAD 的结果与 PACS 系统结合起来，对于诊断胸部疾病有着重要的意义。

6. 特征提取的目的是什么？提取的主要参数有哪些？

特征提取的目的：特征提取作为图像处理的初级运算，根据图像信息，结合计算机技术，提取图像的特征。提取的图像特征，能更形象地表达图像信息，较视觉观察更准确，同时充分结合图像本身的信息，因此能够为诊断医生提供有效的辅助参考。这些图像特征，能反映所选取的感兴趣区，即肺结节的灰度值、形状、位置、纹理等，利于更好地对结节进行定位和诊断。

提取的主要参数：在灰度和形态基础上，灰度均值、灰度方差、面积、圆形度、形状描述子、傅立叶描述子是最常用的 6 个特征参数。此外，还有紧凑度、偏心率、直径等特征参数也常用于提取肺结节。

7. 现阶段针对于 CAD 系统的临床评价主要针对哪些方面？

现阶段针对于 CAD 系统的临床评价主要针对以下几个方面：首先，CAD 系统必须提高诊断医生的诊断准确率；其次，CAD 系统必须节省时间；再次，CAD 系统必须与医生工作站无缝连接；最后，CAD 系统不能增加诊断医生无效工作关注点及影响诊断效率。

8. CAD 进一步发展可以从哪些方面进行探索和研究？

CAD 进一步发展可以从以下几个方面进行探索和研究：

（1）开发更先进的数据挖掘方法，更快速有效地自动提取图像的特征值，并实现多个特征提取器的联合使用，由进行简单病灶识别向疾病性质分析转变，摆脱目前局限的计算机辅助检测功能范围，提高计算机辅助诊断的特异性、灵敏度和准确度，并降低其假阳性率。

（2）扩大 CAD 的应用范围。

（3）CAD 系统性能的评价与公共图像数据库的建立。

（4）集成各种特定医学数据库，利用不同模态数字图像设计出一种通用的医学影像 CAD 系统。

（5）将现有的专家系统和知识发现系统进行进一步融合，引入人机交互诊断模式，开发出性能良好、接近医学专家水平的高智能诊断系统。

（6）CAD 系统与 PACS 系统的集成。

第九章 | 医学影像学信息资源应用

一、学习目标

1. 掌握 信息素养的定义、内涵；信息需要的定义、特征；信息行为的定义、基本内容；信息检索的定义；互联网资源的使用须具备的信息素养；数据仓库的定义与基本特征；数据挖掘的概念；大数据的概念及特点。检索策略与步骤、PubMed 的检索规则、检索途径、检索方法及检索结果处理、Web of Science Core Collection 的检索方法及检索结果显示与分析。

2. 熟悉 信息素养的评价标准；信息需要的结构分析；信息检索的意义；互联网信息资源的查询；数据统计和利用的素养内涵；互联网信息资源的应用；构建医学数据仓库的意义；医学数据的特点；大数据的关键特征；基于大数据的数据挖掘技术在医学领域的应用。PubMed 主要数据来源及数据库结构、Web of Science Core Collection 的数据库构成。

3. 了解 信息检索的分类；数据统计方法；数据仓库的发展及与数据库的对比；数据挖掘的分析方法及过程；数据挖掘与数据仓库的联系与区别；医学数据挖掘常用方法；医学数据挖掘工具分类；大数据与数据挖掘技术；计算机信息存储过程及检索过程、Web of Science 平台组成；网络搜索引擎及医学影像学网络信息资源。

二、重点和难点内容

（一）信息素养的内涵

（1）信息意识；
（2）信息能力；
（3）信息道德。

（二）信息需要的特征

（1）社会性；
（2）广泛性；
（3）发展性；
（4）多样性。

（三）信息检索的意义

（1）获取科学知识、提高技术素养；

(2)提高科研质量、避免重复研究;

(3)节省时间、提高效率;

(4)有利于高素质人才的培养;

(5)全面掌握信息,指导管理者做出正确决策。

(四)使用互联网资源须具备的信息素养

(1)互联网信息资源的使用意识;

(2)互联网信息资源的使用能力;

(3)互联网信息资源的使用道德。

(五)构建医学影像数据仓库的意义

(1)建立医学影像数据仓库,可以更科学合理地集成与综合应用高端影像成像技术与设备所采集的医学影像数据,以达到成像设备与数据信息资源的高效集成、整合和利用。

(2)建立医学影像数据仓库,有利于医学影像技师、医师和临床医师实时深入挖掘、分析、共享医学影像数据信息,提高医学诊断、治疗、科研以及教学水平。

(3)建立医学科研数据仓库,从数据仓库中获得有用的信息数据,共享、挖掘、分析临床科研数据,提高科研工作者的科研能力和效率。

三、习 题

(一)名词解释

1. 信息素养

2. 信息需要

3. 信息行为

4. 信息检索

5. 数据仓库

6. 数据挖掘

7. 大数据

8. 计算机信息检索

9. 网络搜索引擎

(二)填空题

1. 一个具有信息素养的人,必须能够意识到何时_____信息,并具有_____信息、_____信息、_____信息和有效_____信息的能力,以解决实际问题或者_____。

2. 信息素养的内涵包括信息_____、信息_____以及信息道德。

3. 信息需要表现为对信息_____的需要、对信息_____的需要、对信息

_____的要求、对信息_____的要求。

4. 信息行为的基本内容包括:信息_____行为、信息_____行为以及信息_____行为。

5. 信息检索按检索内容分为_____检索、_____检索以及_____检索;按组织方式分为_____检索、_____检索和_____检索;按检索设备分为_____检索和_____检索。

6. 互联网信息资源通过_____与_____进行查询;从_____与_____资源中获取互联网信息资源。

7. 数据统计方法包括_____和_____。医学常用的数据统计软件有_____和_____。在数据分析的过程中,要保证数据必须是_____和_____可信的。

8. 数据库是一个用于支持_____的、面向_____的、_____的、_____的、反映历史变化的数据集合。

9. 数据挖掘所得到的信息具有_____、_____和_____三个特征。

10. 数据挖掘过程包括挖掘对象、_____、_____、数据挖掘、结果分析表达、_____六个步骤。

11. 医学数据挖掘常用方法分为:_____、_____、_____以及粗糙集理论四种方法。

12. 医学数据具有:_____、_____、_____、_____以及隐私性等特点。

13. 大数据的关键特征有:数据_____、数据_____、高时效性、数据_____。

14. 计算机信息检索是利用计算机系统有效_____和快速_____的能力发展起来的一种计算机应用技术。

15. 计算机信息检索的实现过程包含信息_____、_____、_____和_____等四个方面。

16. 计算机信息检索技术包括_____检索、_____检索、_____检索、_____检索、字段_____检索、_____检索以及基于内容的影像检索。

17. PubMed 的数据主要包括四个部分,即_____、_____、_____以及 PubMed as supplied by publisher。

18. Web of Science(WOS)是一个_____数据库平台,该平台以_____为核心。Web of Science 核心合集有_____个引文数据库,其中最重要的 3 个期刊引文数据库分别是_____、_____、_____。

19. Web of Science 核心合集的信息检索有_____检索、_____检索、被引_____文献检索、化学结构检索和_____检索。

20. 网络搜索引擎包括_____搜索引擎、_____搜索引擎、_____搜索引擎、_____搜索引擎、门户搜索引擎及免费链接列表等。

21. 国内学术搜索引擎:包括_____知识搜索、_____学术搜索、_____中文学术搜索等。常用的国外学术搜索引擎包括_____学术搜索平台以及科学指引等。

22. 由中华医学会放射学会、中华医学会影像技术学会主办的医学影像学网站分别是_____网站与_____网站。

23. 医学影像学信息资源网站有_____、_____、_____以及公共卫生影像库(PHIL)等网站。

(三) 单项选择题

【A₁ 型题】

1. 信息素养**不包括**的能力
   A. 具有检索信息　　　　B. 获取信息　　　　C. 评估信息
   D. 有效利用信息的能力　E. 构建数据库的能力

2. 美国高等教育信息素养能力标准**不包括**
   A. 确定所需信息的性质和范围
   B. 高效地获取信息
   C. 全盘肯定 SCI 文章上的信息,将新的信息综合到现有的知识体系和价值观中
   D. 高效地利用信息
   E. 理解信息使用的经济、法律和社会道德问题,及其在伦理和法律上的可行性

3. 引发信息行为的源动力是
   A. 信息素养　　　　B. 信息需要　　　　C. 外部刺激
   D. 信息检索　　　　E. 信息处理

4. 属于直接数据挖掘的是
   A. 相关性分组或关联规则　　B. 聚类
   C. 描述和可视化　　　　　　D. 复杂数据类型的数据挖掘
   E. 分类、估值及预测

5. 同病异影,同影异病,是医学数据的哪一个特点
   A. 异质性　　　　B. 多样性　　　　C. 不完整性
   D. 时效性　　　　E. 隐私性

6. **不属于**医学数据特点的是
   A. 客观性　　　　B. 异质性、多样性　　　　C. 不完整性
   D. 时效性　　　　E. 隐私性

7. 大数据的关键特征**不包括**
   A. 数据体量大　　　　B. 数据多样性　　　　C. 不完整性
   D. 高时效性　　　　　E. 数据价值大

8. 布尔逻辑运算符,在检索表达式中的优先执行顺序依次为
   A. OR>NOT>AND　　　B. NOT>OR>AND　　　C. AND>NOT>OR
   D. NOT>AND>OR　　　E. AND> OR > NOT

9. 目前最常用的计算机信息检索技术是
   A. 布尔检索　　　　B. 截词检索　　　　C. 位置检索
   D. 字段限定检索　　E. 自然语言检索

10. 扩大检索范围的策略**不包括**

A. 减少逻辑"与"运算　　　B. 减少逻辑"或"运算　　C. 减少检索词的个数

D. 用更短的词　　　　　　E. 用更多的同义词

11. 缩小检索范围的策略**不包括**

A. 减少逻辑"或"运算

B. 减少逻辑"与"和逻辑"非"运算

C. 增加检索词的个数

D. 用更长的词

E. 用更专业的词

12. 搜索引擎"百度"是属于

A. 门户搜索引擎　　　　　B. 元搜索引擎　　　　C. 目录搜索引擎

D. 全文搜索引擎　　　　　E. 学术搜索引擎

【B 型题】

(13~17 题共用备选答案)

A. 源动力　　　　　　　　B. 第一层次　　　　C. 第二层次

D. 第三层次　　　　　　　E. 第四层次

13. 自觉地意识到信息需要属于信息需要的

14. 信息需要是引发信息行为的

15. 信息需要是真实的,但无法陈述属于信息需要的

16. 提问层次属于信息需要的

17. 表达层次属于信息需要的

(18~22 题共用备选答案)

A. 括号　　　　　　　　　B. 精确检索　　　　C. 逻辑"非"

D. 逻辑"与"　　　　　　　E. 逻辑"或"

18. 增加限制条件,以缩小检索范围,提高检索的准确率的布尔逻辑运算符是

19. 放宽检索范围,增加检索结果,提高检全率的布尔逻辑运算符是

20. 具有概念排除关系的布尔逻辑运算符是

21. 多种符号组合时,最优先执行的运算符是

22. 短语用" "表示的检索技术是

(23~27 题共用备选答案)

A. 高级检索　　　　　　　B. 主题词数据库检索　C. 多篇引文匹配

D. 期刊数据库检索　　　　E. 临床查询

23. PubMed 主页面上的 clinical queries 对应的检索方法是

24. PubMed 主页面上的 MeSH databases 对应的检索方法是

25. PubMed 主页面上的 journal in NCBI databases 对应的检索方法是

26. PubMed 主页面上的 batch citation matcher 对应的检索方法是

27. PubMed 主页面上的 advanced 对应的检索方法是

(28~32 题共用备选答案)

A. RSNA 网站　　　　　　B. ARRS 网站　　　　C. ACR 网站

D. BIR 网站　　　　　　　E. ISRRT 网站

28. 由美国伦琴射线学会主办的网站是
29. 由国际放射技师学会主办的网站是
30. 由英国放射学会主办的网站是
31. 由美国放射学院主办的网站是
32. 由北美放射学会主办的网站是

（四）简答题

1. 简述信息素养的定义与内涵。
2. 简述全球医学教育信息素养最低基本要求。
3. 试举例说明医学影像技术工作者的信息能力在日常工作中的应用。
4. 简述信息需要的定义与特征。
5. 简述信息检索的意义。
6. 简述互联网资源的使用须具备的信息素养。
7. 简述构建医学影像数据仓库的意义。
8. 简述基于大数据的数据挖掘技术在医学领域的应用。
9. 简述计算机信息检索策略与流程。

10. 通过 Web of Science 的被引参考文献检索查找 Sahani，DV 在 2007 年发表的一篇题为《Advanced hepatocellular carcinoma：CT perfusion of liver and tumor tissue - Initial experience》文献的被引用情况，看看引用文献中有哪些文献类型，精炼其综述文献。

11. 请利用 PubMed 检索"糖尿病患者肺结核影像诊断"的文献，写出英文检索词，并在 Advance 高级检索页面中筛选出近三年的综述性文献。

四、参 考 答 案

（一）名词解释

1. 信息素养：能够意识到何时需要信息，并具有检索信息、获取信息、评估信息和有效利用信息的能力，以解决实际问题或者做出决策。

2. 信息需要：人们在从事各种社会活动的过程中，为了解、解决不确定或不明确的问题需要而产生的对信息的不足感和求足感。

3. 信息行为：信息用户为了满足某一特定的信息需要，在外部作用刺激下表现出的获取、查询、交流、传播、吸收、加工和利用信息的行为。

4. 信息检索：广义上来讲，信息检索包括信息存储和信息检索两个部分，它是将信息按照一定的方式组织和存储起来，并且能够根据用户的需求找出其中相关信息的过程；狭义上来讲，信息检索只涉及后半部分，指根据一定的方法和策略，从组织好的大量信息集合群中，快速准确地获取特定信息的过程。

5. 数据仓库：从数据库发展而来，是一个用于支持管理决策的、面向主题的、集成的、相对稳定的、反映历史变化的数据集合。

6. 数据挖掘：从数据库或者数据仓库中通过算法搜索、提取、分析、处理隐藏于其中的信息和知识的过程。

7. 大数据：指无法在一定时间内用传统数据库软件工具对其内容进行抓取、管理和处理的数据集合,主要由海量交易数据、海量交互数据和海量数据处理汇聚组成。

8. 计算机信息检索：是指以计算机技术为手段,按照一定的方法组织和存储信息,并通过人机对话从计算机存储的大量信息中自动输出用户所需要的信息的过程。

9. 网络搜索引擎：是指根据一定的策略、运用特定的计算机程序从互联网上搜索信息,在对信息进行组织和处理后,为用户提供信息检索服务,并展示呈现用户需要的相关信息。

（二）填空题

1. 需要　检索　获取　评估　利用　做出决策

2. 意识　能力

3. 内容　类型　质量　数量

4. 查寻　处理　利用

5. 数据信息　文献　事实　全文　超文本　超媒体　手工　计算机

6. 浏览　主题检索　电子图书　文件传输协议

7. 描述统计　推断统计　统计分析系统（SAS）　社会科学统计软件包（SPSS）　完整　真实

8. 管理决策　主题　集成　相对稳定

9. 预先未知　有效　实用

10. 数据准备　模型建立　挖掘应用

11. 人工神经网络　决策树　关联规则

12. 异质性　多样性　不完整性　时效性

13. 体量大　多样性　价值大

14. 存储　查找

15. 分析　加工　存储　检索

16. 布尔　截词　位置　短语　限定　自然语言

17. MEDLINE　OLDMEDLINE　in process citations

18. 引文索引　Web of Science Core Collection　9　科学引文索引（SCIE）　社会科学引文索引（SSCI）　艺术与人文科学引文索引（A& HCI）

19. 基本　作者　参考　高级

20. 全文　目录型　元　垂直

21. CNKI　百度　读秀　NIH

22. CSR　CSIT

23. Medscape　learning radiology　CTisus

（三）单项选择题

【A₁型题】

1. E　2. C　3. B　4. E　5. B　6. A　7. C　8. D　9. A　10. B　11. B　12. A

【B型题】

13. C　14. A　15. B　16. E　17. D　18. D　19. E　20. C　21. A　22. B　23. E
24. B　25. D　26. C　27. A　28. B　29. E　30. D　31. C　32. A

（四）简答题

1. 简述信息素养的定义与内涵。

信息素养：能够意识到何时需要信息，并具有检索信息、获取信息、评估信息和有效利用信息的能力，以解决实际问题或者做出决策。

信息素养的内涵：

(1)信息意识：即个体对信息进行捕捉、反馈、分析、判断与吸收的自觉心理反应过程。

(2)信息能力：指个体在社会生活、科学研究中能够有效利用信息技术和资源获取信息、加工信息以及创造和交流信息的能力。

(3)信息道德：指个体在信息活动中应遵循的法律法规、伦理道德、价值取向等各种行为规范的总和。

2. 简述全球医学教育信息素养最低基本要求。

1)能从不同数据库和数据源中检索、搜集、组织和分析有关卫生和生物医学信息；

2)能从临床医学数据库中检索特定患者的信息；

3)能运用信息和通信技术帮助诊断、治疗和预防，以及对健康状况的调查和监控；

4)懂得信息技术的运用及其局限性；

5)保存医疗工作的记录，以便于进行分析和改进；

6)懂得根据从不同信息源获得的信息在确定疾病的病因、治疗和预防中进行科学思维的重要性和局限性；

7)能应用个人判断来分析和评论问题，主动寻求信息而不是等待别人提供信息；

8)能根据从不同来源获得的相关信息，运用科学思维去识别、阐明和解决患者的问题。

3. 试举例说明医学影像技术工作者的信息能力在日常工作中的应用。

信息能力：指个体在社会生活、科学研究中能够有效利用信息技术和资源获取信息、加工信息以及创造和交流信息的能力。

医学影像技术工作者在日常工作中需要使用医学影像信息系统，获取受检者的影像检查电子申请单、缴费记录、预约登记、导医叫号、影像检查状态等信息，以便操作 CR、DR、CT、MRI、PET-CT、MR-PET 等医学影像成像设备完成影像检查，获得受检查的医学影像信息数据。

4. 简述信息需要的定义与特征。

信息需要：人们在从事各种社会活动的过程中，为了解、解决不确定或不明确的问题需要而产生的对信息的不足感和求足感。

信息需要的特征：

(1)社会性：针对的个体首先是社会人，且离不开社会环境这个大氛围。信息需要的产生和发展，是由社会环境和社会活动决定的。

（2）广泛性：在人类生活中，人们都会自觉或不自觉地从事着信息的传递和交流活动，这是一种普遍的社会现象，人类社会活动，任何个体都会产生信息需求。

（3）发展性：社会在不断发展和进步，人们的总体需要也是动态变化的，需求层次向更高的阶梯发展。因此，信息需求必然也是在不断地发展和变化的。

（4）多样性：人类群体的多样性、信息需要方式的多样性、信息需要结构的多样性，决定了信息需要的多样、复杂性。

5. 简述信息检索的意义。

（1）获取科学知识、提高技术素养：现代医学相关技术发展迅速，信息量更新快，通过信息检索可以获得本专业最前沿的发现或者研究，扩大知识面，也可使我们更有目的和更系统地获取某一专业主题的必要信息，有利于提高影像技师、影像工程师、影像医师的业务水平以及技术素养。

（2）提高科研质量、避免重复研究：科学研究最忌讳重复，在做某一方面的研究前，利用信息检索技术，可了解查询国内外这一领域的研究动态，做详实的调查研究，以免造成资源和人力的浪费。

（3）节省时间、提高效率：随着科学技术的发展，信息数量剧增，有效的信息检索可以帮助我们在信息的海洋中快速地找到需要的信息，节省了时间，把更多的精力放在科学研究上，从而提高工作效率。

（4）有利于高素质人才的培养：在当今信息社会，需要具有创新能力的复合型人才，通过学习信息检索的原理和方法，可以加强信息意识和信息观念，独立分析和解决问题的能力得到提高，从而使自己具有更强的社会生存能力和竞争力。信息检索有利于用户专业知识的学习，加速人才的培养。

（5）全面掌握信息，指导管理者做出正确决策：通过信息检索，用户可以获得某一主题相关的较全面的信息，有利于管理者做出正确的决策。

6. 简述互联网资源的使用须具备的信息素养。

（1）互联网信息资源的使用意识：是指捕捉、分析、判定和吸收互联网信息资源的意识。互联网使用意识强的人，能迅速发现并掌握有价值的网络信息资源，并善于从中发现信息的隐含意义和价值，辨别真伪，将信息与实际生活、工作学习迅速联系起来，找出解决问题的关键。

（2）互联网信息资源的使用能力：是指能利用互联网终端阅读、提取、吸收、存储信息资源，并从大量的网络信息资源中甄别自己所需要的信息，充分运用网络信息工具进行学科知识的学习和研究，并能明确表达自己的研究成果并传递给他人的能力。在使用互联网的过程中，还需具有一定的网络认知能力和网络使用自我控制能力，即在利用互联网获得大量信息资源的同时能够抵制不良信息影响，并学会控制自己对计算机网络的使用。

（3）互联网信息资源的使用道德：是指在一定社会背景下使用互联网信息资源的行为规范，赋予人们在动机或行为上的是非善恶判断标准。

7. 简述构建医学影像数据仓库的意义。

（1）建立医学影像数据仓库，可以更科学合理地集成与综合应用高端影像成像技术与设备所采集的医学影像数据，以达到成像设备与数据信息资源的高效集成、整合和利用。

（2）建立医学影像数据仓库，有利于医学影像技师、医师和临床医师实时深入挖掘、分析、共享医学影像数据信息，提高医学诊断、治疗、科研以及教学水平。

（3）建立医学科研数据仓库，从数据仓库中获得有用的信息数据，共享、挖掘、分析临床科研数据，提高科研工作者的科研能力和效率。

8. 简述基于大数据的数据挖掘技术在医学领域的应用。

大数据挖掘技术是大数据时代的核心技术，在医学领域的应用主要体现在如下几个方面：

（1）医学影像领域的应用：在医学影像分析与疾病辅助诊断方面，采用数据挖掘技术可以对受检者资料数据库中海量历史数据进行处理；从影像中提取能代表区分该影像结构内容的特征向量；对这些空间特征进行比较、分析它们之间的相似与关联关系；并通过对影像内容的分析、索引、摘要、分类和检索等操作，发现隐藏知识；进而挖掘分析出有价值的诊断规则；根据诊断规则与受检者的相关信息等就可以做出正确的影像学诊断结论，排除人为因素的干扰，客观性更强，同时，诊断规则具有较好的普遍性。

（2）其他领域的应用

1）疾病预警：基于大数据的挖掘技术可以整合和分析公共卫生数据，提高疾病预报和预警能力，防止传染性疫情爆发。

2）医药研发与评价：利用大数据挖掘技术得到相关临床数据信息，改善治疗措施的同时，也能提高制药公司研发的效率。

3）在医疗机构管理中的应用：医疗机构管理人员通过对医院信息系统和医学影像信息系统中的海量操作型数据集实行有效挖掘分析，得到有价值的管理信息，提高数据资源的利用程度与可用性。

9. 简述计算机信息检索策略与流程。

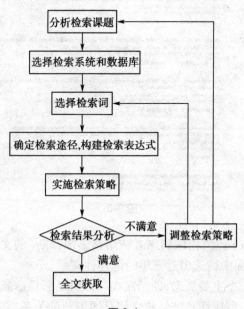

图 9-1

10. 通过 Web of Science 的被引参考文献检索查找 Sahani, DV 在 2007 年发表的一篇题为 *Advanced hepatocellular carcinoma: CT perfusion of liver and tumor tissue - Initial experience* 文献的被引用情况, 看看引用文献中有哪些文献类型, 精炼其综述文献。

第一步: 以 Sahani, DV 的 *Advanced hepatocellular carcinoma: CT perfusion of liver and tumor tissue - Initial experience* 文献为例, 点击右侧被引频次: 170 次, 得到被引文献列表 (图 9-2)。

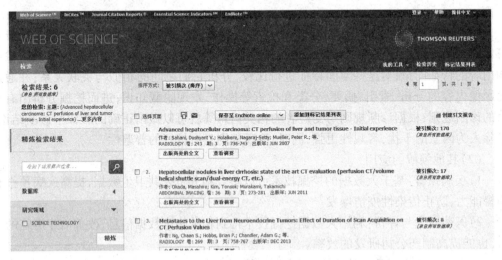

图 9-2

第二步: 勾选左侧文献类型中 REVIEW, 点击精炼按钮, 得到综述类相关文献 18 篇 (图 9-3、图 9-4)。

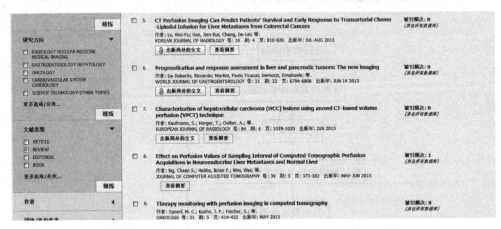

图 9-3

11. 请利用 PubMed 检索 "糖尿病患者肺结核影像诊断" 的文献, 写出英文检索词, 并在 Advance 高级检索页面中筛选出近三年的综述性文献。

第一步, 分析课题三个主要概念, 即糖尿病、肺结核、影像诊断。

词之间的逻辑关系: 糖尿病和肺结核之间是逻辑与的关系, 它们与影像诊断之间也是逻辑与的关系。

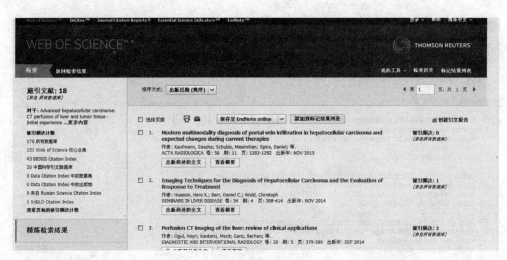

图 9-4

第二步,查找英文词:可利用在线翻译工具或电子词典。例如用 Google 的语言工具来查找英文词(图 9-5)。

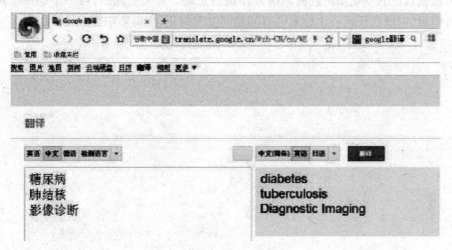

图 9-5

第三步到 PubMed 中尝试检索

检索式为(图 9-6):

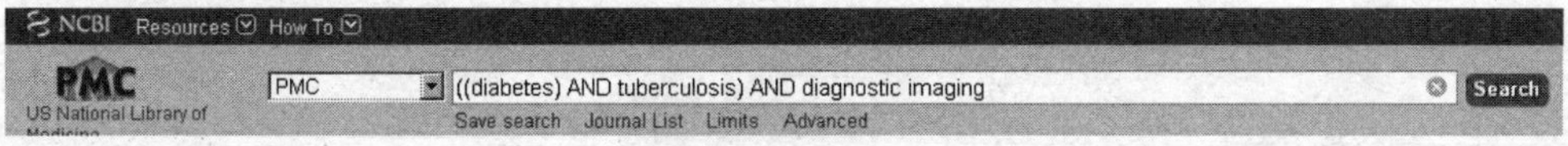

![NCBI Resources How To PMC US National Library of Medicine — PMC ((diabetes) AND tuberculosis) AND diagnostic imaging Search]

图 9-6

检索结果如下(图 9-7):

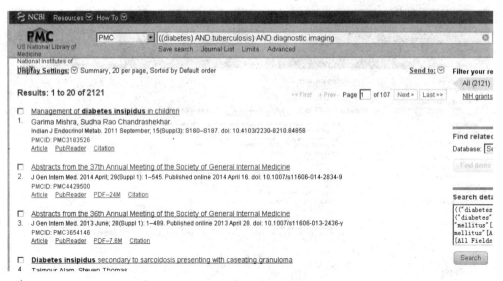

图 9-7

可根据自己的专业知识判断词语翻译是否正确。若无法判断,可一个词一个词地分步进行检索,以便在任何一个检索词有问题时及时纠正,免得影响整个检索结果。